영양학 전문가의 맞춤 당뇨식

최고의 당뇨 밥상

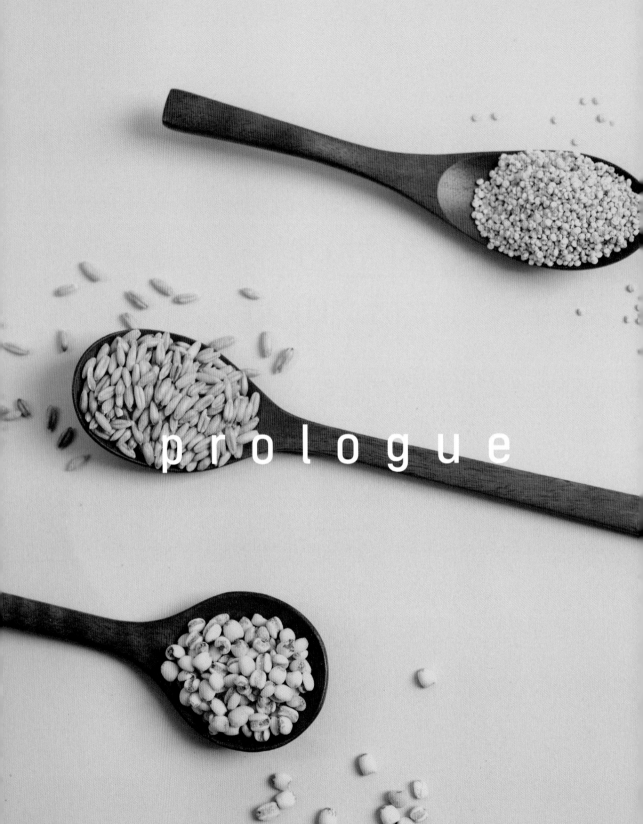

prologue

온 가족이 함께 할 수 있는
맛있는 당뇨식을 제안합니다

당뇨에서 가장 중요한 것은 '식이요법'입니다. 당뇨가 있어도 식이요법만 잘 실천하면 약물 없이도 혈당을 안정적으로 관리할 수 있습니다. 하지만 아직도 많은 환자들이 당뇨약에만 의지하고 있어요. 당뇨식은 맛이 없을 거라는 오해 때문에요.

마켓온오프 영양학 전문가들이 당뇨 식단에 가장 오랜 시간 공들인 것도 바로 이 때문입니다. 영양학적으로 완벽하고 맛 또한 일반식에 뒤지지 않는 당뇨식을 설계하기 위해 오랜 시간 고민했습니다.

그동안 영양상담을 통해 축적한 방대한 임상 식이 데이터를 기반으로 당뇨 환자들이 가장 맛있게 먹으며 당뇨 관리에 성공한 메뉴들을 추렸습니다. 그리고 그것을 쉽게 따라 할 수 있는 간단한 조리법으로 풀어냈습니다. 그 결과물이 바로 〈최고의 당뇨 밥상〉입니다.

〈최고의 당뇨 밥상〉에 균형 잡힌 한식 한 상 차림부터 한 그릇 요리, 브런치, 샐러드와 당뇨 맞춤 음료, 도시락까지 매일 활용할 수 있는 맛있는 당뇨 레시피를 소개합니다. 일상생활에서 당장 실천할 수 있는 당뇨 관리법과 당뇨에 대한 오해 등 당뇨 환자와 그 가족들이 가장 궁금해하는 정보도 꼼꼼하게 담았습니다.

이 시대를 사는 현대인이라면 그 누구도 당뇨에서 자유로울 수 없습니다. 당뇨를 제대로 관리하고 싶다면 혹은 당뇨에 걸릴까 걱정된다면 〈최고의 당뇨 밥상〉으로 맛있게 당뇨 식사관리를 시작해보세요. 온 가족이 맛있게 먹으며 건강해질 수 있습니다.

〈최고의 당뇨 밥상〉을 읽는 독자들이 오늘보다 더 건강한 내일을 가꾸기를 바랍니다. 그것이 바로 마켓온오프가 추구하는 가치이기도 합니다.

마지막으로 책을 만드는 동안 함께 고민하고 애써주신 리스컴 출판사 식구들과 사랑하는 우리 어메이징푸드솔루션 멤버들에게 진심을 담아 감사하다는 말씀 드립니다.

박현진
(어메이징푸드솔루션 대표, 영양학 박사)

맛있게 먹고 당뇨관리에 성공했어요!
마켓온오프 당뇨식단에 대한 고객 리뷰

2형 당뇨 환자인 부모님을 둔 주부, 40대 여성

친정아버지가 당뇨를 앓고 계셔서 늘 식사 걱정을 했었는데 마켓온오프 덕에 많은 도움이 됐어요. 영양학 박사님이 만드신 거라고 해서 믿고 주문했더니 아버지 혈당도 많이 좋아지셨습니다. 아버지는 너무 맛있어서 무설탕 식단인지도 모르셨대요. 마켓온오프 덕에 효도하고 있습니다.

2형 당뇨 환자, 50대 여성

설탕 없이 만드는 식단이라고 해서 맛이 없을 거라고 생각했는데 설탕이 안 들어가도 충분히 맛있더라고요. 간도 적당하고 제 입맛에는 딱이었어요. 게다가 매일 다양한 식재료를 사용해 식단을 구성하니 절로 건강해지는 기분이었습니다. 마켓온오프 식단과 함께 앞으로 건강하게 당뇨관리할 수 있을 것 같아요!

임신성 당뇨 환자, 30대 여성

임신성 당뇨 판정을 받아 당뇨 식이요법을 검색하던 중 알게 되었어요. 특수식이라고는 생각되지 않을 만큼 맛있고, 무엇보다 매일 먹을 수 있는 한식 외에도 샌드위치나 파스타 같은 메뉴가 있어서 더 좋았습니다. 꾸준히 먹다보니 살도 빠져서 출산 후 다이어트용으로 활용할 예정이에요.

2형 당뇨 환자,
60대 주부

남편과 둘이 살고 있는데 매일 반찬 걱정이 이만저만이 아니에요. 당뇨 때문에 이것저것 가리다 보니 식사가 거기서 거기였지요. 마켓온오프는 한 끼 식단을 모두 짜주니 반찬 걱정을 덜 수 있어서 좋았습니다. 마켓온오프 식단으로 식사관리를 시작하고 나서 혈당도 안정적이고, 무엇보다 맛있어서 남편과 저 모두 잘 먹고 있습니다.

당뇨 전 단계 환자,
40대 남성

당뇨 위험군 판정을 받고 식사조절법을 검색하다가 알게 되었습니다. 그동안 좋은 것 찾아 먹었는데 영양학적으로 설계된 맞춤 식사는 확실히 다르더군요. 매 끼니 이 식단으로만 먹으니 체중 감량과 혈당 조절이 동시에 됐습니다.

2형 당뇨 환자인
부모님을 둔 회사원,
30대 남성

부모님 두 분 다 당뇨와 합병증으로 고생 중이셔서 주문해드렸습니다. 마켓온오프 식단 드시고 혈당 수치도 많이 떨어지신 것 보니 당뇨는 역시 식사관리가 제일 중요한 것 같아요. 부모님이 효과 보신 후 저도 주문했어요. 당뇨는 가족력 영향도 크다기에 저도 조금이라도 젊었을 때 관리하려고요. 맛있게 먹으면서 당뇨도 예방할 수 있을 거 같아요.

과체중인
고지혈증 환자,
40대 남성

혼자 사는 직장인이라 식사는 거의 외식이나 배달음식으로 해결했습니다. 느는 것은 뱃살과 콜레스테롤 수치뿐이었어요. 의사 선생님께 식사조절을 권유 받고 회사 동료의 소개로 알게 되었습니다. 맛있고 기름지지 않아 속도 편합니다. 더 늦기 전에 건강관리하고 싶은 분께 마켓온오프 식단을 추천합니다.

1부

누구나 걸릴 수 있는
당뇨, 제대로 알기 ─────────────

2부

맛있는
당뇨 밥상

chapter 1
균형 잡힌 한 상 차림

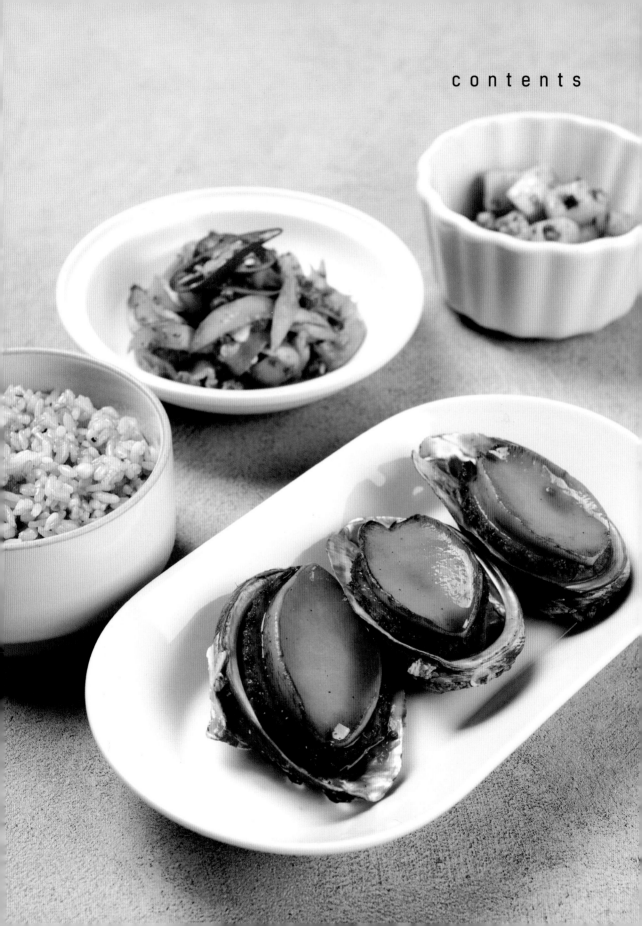

1부

누구나 걸릴 수 있는 당뇨, 제대로 알기

당뇨는 가볍게 넘기기 쉽지만 제대로 관리하지 않으면 무서운 합병증을 불러오는 질병입니다. 당뇨가 어떤 병이고 어떻게 관리해야 하는지, 제대로 관리하지 않았을 때 어떤 증상이 발생하는지 알아보세요. 당뇨병에 대해 제대로 알면 당뇨를 예방하고 관리하는 데 큰 도움이 됩니다.

당뇨 제대로 알기

당뇨 인구 천만 시대입니다. 정확하게는 이미 당뇨병을 앓고 있거나 당뇨병으로 진행될 수 있는 위험군에 속하는 인구가 1,300만 명이라고 합니다.

과거 당뇨는 노인병이라는 인식이 강했습니다. 하지만 최근 비만과 음주, 흡연으로 인해 당뇨에 걸리는 연령대가 점점 낮아지고 있습니다. 고령 산모가 늘어나면서 임신성 당뇨도 급증하고 있습니다.

이제 당뇨는 대한민국에서 어느 집안에나 한두 명쯤은 앓고 있을 정도로 흔한 질병입니다. 완치가 어렵기 때문에 제대로 알고 꾸준히 관리해야 하는 병이기도 합니다. 당뇨는 어떤 병이고 어떻게 관리해야 하는지 알아볼까요?

당뇨병이란?

당뇨는 포도당이 소변으로 나오는 병

우리는 하루 동안 많은 음식을 섭취합니다. 그 음식들은 소화기관을 거쳐 최종적으로 포도당이라는 물질로 분해됩니다.

포도당은 인체 세포의 에너지원 역할을 하는 가장 작은 분자입니다. 물론 포도당이 바로 에너지원으로 활용되는 것은 아닙니다. 포도당이 에너지로 전환되려면 포도당을 세포 안으로 집어넣어 줄 열쇠가 필요합니다. 그 열쇠가 바로 '인슐린' 호르몬입니다.

인슐린이 정확한 타이밍에 세포의 문을 열어야 포도당이 세포 안으로 들어갈 수 있습니다. 혈액 속에서 떠돌던 포도당이 세포 안으로 들어가면 자연스럽게 혈액 내의 포도당 농도는 내려갑니다. 이것이 바로 정상적인 포도당 대사과정입니다.

문제는 인슐린이 제 역할을 못 할 때 발생합니다. 인슐린의 양이 모자라거나 인슐린의 양은 충분한데 세포의 문이 제대로 열리지 않는 경우가 여기에 해당합니다.

인슐린이 제 기능을 하지 못하면 혈액 속에 포도당이 쌓이기 시작합니다. 혈액 속에 포도당이 쌓이다가 포화상태가 되면 몸속 수분과 함께 소변으로 나오는데 이것이 바로 당뇨입니다. '소변(尿)'으로 '포도당(糖)'이 나온다고 해서 '당뇨병'인 것입니다.

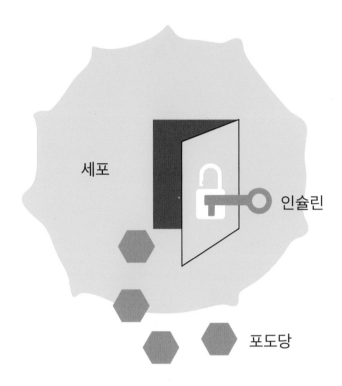

다식, 다갈, 다뇨가 당뇨의 대표적인 증상

당뇨가 생겼더라도 혈당 수치가 높지 않은 상태에서는 대부분 증상이 없습니다. 하지만 고혈당 상태가 지속되면 당뇨의 대표적인 증상인 다갈(多渴), 다식(多食), 다뇨(多尿) 현상이 나타나게 됩니다.

당뇨가 심할수록, 혈액 속에 포도당의 농도가 높을수록 소변(多尿)으로 배출해야 할 포도당이 많습니다. 몸속 수분이 소변으로 자주 빠져나가니 쉽게 갈증(多渴)을 느끼게 되는 것이고요. 또한 포도당이 세포로 흡수되지 않으니 세포는 에너지원이 부족하다고 느낍니다. 세포는 부족한 에너지를 보충하기 위해 공복감을 유발해 음식물을 더 많이 섭취(多食)하려고 합니다.

당뇨병의 삼다 증상 외에도 갑작스러운 체중 감소, 피로감, 손발 저림, 시야 흐림 등의 증상이 나타날 수 있습니다. 앞서 말했듯이 혈당 수치가 높지 않을 때는 증상이 없는 경우가 대부분입니다. 미미하더라도 이상증세가 느껴지면 즉시 전문의와 상담하는 것이 좋습니다.

당뇨병의 증상

대표 증상	다뇨, 다갈, 다식
기타 증상	피로감, 체중 감소, 식곤증, 치주염, 피부질환, 시야 흐림, 손발 저림, 음부 가려움증

1형 당뇨, 2형 당뇨?
여러 가지 당뇨의 종류

당뇨 환자 90% 이상은 2형 당뇨

당뇨는 발병 원인에 따라 크게 1형 당뇨, 2형 당뇨, 임신성 당뇨로 나뉩니다. 그중 발병률이 가장 높은 것은 2형 당뇨입니다.

2형 당뇨는 간혹 인슐린을 만들어 내는 췌장의 베타세포가 손상되어 발병하는 경우도 있으나 대부분 췌장에서 만들어내는 인슐린이 제 역할을 하지 못해 발병합니다. 혈액 속 포도당이 세포 안으로 들어가기 위해서는 인슐린이 열쇠 역할을 해줘야 합니다. 대부분의 2형 당뇨병은 인슐린이 열쇠 역할을 하지 못해 발생합니다.

2형 당뇨의 발병 요인에는 여러 가지 이유가 있으나 일반적으로 비만을 가장 큰 문제로 꼽습니다. 지방세포는 인슐린의 작용을 방해하고, 당뇨의 전 단계에 해당하는 대사증후군을 유발하는 것으로 알려져 있습니다. 2형 당뇨의 경우 증상이 심각하지 않다면 대부분 식이요법을 통해 혈당을 조절하고 관리할 수 있습니다.

1형 당뇨는 2형 당뇨와 달리 선천적인 요인에 의해 발병합니다. 췌장에서 인슐린을 만들어내는 세포가 파괴되어 인슐린의 양이 부족해 발생하는 병이지요. 인슐린의 절대량이 부족하기 때문에 식이요법만으로는 관리하는 것이 불가능합니다. 부족한 인슐린을 외부에서 주입하는 치료가 필요하므로 1형 당뇨를 '인슐린의존성 당뇨병'이라고 부르기도 합니다.

특징	1형 당뇨	2형 당뇨
증상	다뇨, 다갈, 다식증(공통)	
발병 요인	선천적 요인	후천적 요인
발생 연령	보통 40세 이전	보통 40세 이후
발병 형태	갑자기	서서히
체중	정상 또는 저체중	일반적으로 과체중
인슐린 치료	반드시 필요	경우에 따라 필요(20~30%)
식이요법	필요하나 불충분	대부분 식사조절로 관리 가능
발병 비율	전체 당뇨병의 5~10%	전체 당뇨병의 90~95%

산모와 태아의 건강을 위협하는 임신성 당뇨

임신 전에는 당뇨를 앓지 않던 산모가 임신 후 혈당이 높아지는 임신성 당뇨도 있습니다. 임신성 당뇨는 태반에서 나온 호르몬이 인슐린 작용을 방해해 발생하는 것으로 추정하고 있습니다. 주로 산모의 나이가 35세 이상인 경우, 임신 전부터 비만이었거나 임신 중 체중이 지나치게 늘어난 경우, 가족 중 당뇨 환자가 있는 경우, 이전 임신에서 임신성 당뇨가 있었던 경우, 이전 분만 시 4kg 이상의 아기를 분만한 경우에 임신성 당뇨가 생기기 쉽습니다.

임신성 당뇨는 태반이 더 커지고 호르몬도 많이 생산되는 임신 중기에 발생해 임신 24~28주 임신성 당뇨 검사로 당뇨 여부를 진단하게 됩니다. 대부분 출산과 함께 사라지지만 간혹 2형 당뇨병으로 이어지거나 태아의 기형, 신생아 저혈당, 신생아 호흡곤란증후군 등을 일으켜 태아의 건강을 위협할 수 있으므로 반드시 식이요법과 운동으로 관리해야 합니다.

4가지 중 하나라도 해당하면 당뇨

다음 진단 기준 4가지 중 한 가지 이상에 해당되면 당뇨로 진단합니다. 정기적인 건강검진을 통해 본인의 건강상태를 파악하는 것이 좋습니다. 당뇨나 당뇨 전 단계로 진단 받은 경우 반드시 세부 검사를 진행해야 합니다.

당뇨 진단표

	정상	당뇨 전 단계(전당뇨)	당뇨
공복혈당 (8시간 이상)	100mg/dL 미만	100~125mg/dL → 공복혈당장애	126mg/dL 이상
식후 2시간 혈당 (혹은 경구당부하*)	140mg/dL 미만	140~199mg/dL → 내당능장애	200mg/dL 이상
무작위 혈당	-	-	200mg/dL 이상
당화혈색소(HbA1c)	5.7% 미만	5.7~6.4%	6.5% 이상

* 경구당부하 검사 : 포도당 용액을 마신 뒤 2시간 뒤 혈장 포도당 수치를 측정하는 방법

• 공복혈당 : 126mg/dL 이상인 경우

8시간 이상 아무것도 먹지 않고 혈당 수치를 측정합니다. 공복혈당이 126mg/dL 이상인 경우 당뇨병으로 진단합니다. 정상적으로 포도당 대사가 이루어지는 경우 공복혈당은 100mg/dL보다 적게 나옵니다.

• 식후 2시간 혈당 : 200mg/dL인 경우

식사 후 2시간이 지났을 때의 혈당 수치를 측정하거나 75g의 포도당이 들어간 포도당 음료를 마시고 나서 2시간 뒤 혈당 수치를 확인하는 경구당부하 검사를 시행해 측정합니다. 식후 2시간 혈

당이 200mg/dL 이상인 경우 당뇨병으로 진단합니다. 정상적인 대사를 가진 사람의 경우 140mg/dL 미만으로 측정됩니다.

• 무작위 혈당 : 200mg/dL 이상인 경우

당뇨의 대표 증상인 다뇨, 다갈, 다식, 갑작스러운 체중 감소 등의 증상이 있는 경우 하루 중 무작위 시간에 혈당을 측정하는 방법입니다. 당뇨가 있을 경우 혈당 수치가 200mg/dL 이상으로 나옵니다.

• 당화혈색소 : 6.5% 이상인 경우

당화혈색소는 적혈구 속 혈색소인 헤모글로빈과 포도당이 결합한 정도를 말합니다. 즉 포도'당화'된 혈색소입니다. 단기간에 변하는 수치가 아니기 때문에 당화혈색소 수치의 변화를 통하여 평균 3개월간의 혈당 변화를 가늠할 수 있습니다. 당뇨 환자의 당화혈색소의 수치는 6.5% 이상이고 정상인의 경우 5.7% 미만이 나옵니다.

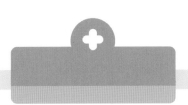

당뇨병에서 자주 등장하는 용어

인슐린 저항성

인슐린의 작용을 떨어뜨려 세포가 포도당을 원활하게 흡수하지 못하도록 하는 성질. 인슐린 저항성이 높아지면 혈당을 내리는 데 더 많은 인슐린이 필요하다. 일반적으로 복부 비만, 운동 부족 등이 인슐린 저항성을 높이는 것으로 알려져 있다.

인슐린 감수성

인슐린이 반응하는 정도를 나타내며 인슐린 민감성이라고도 한다. 인슐린 감수성이 높으면 적은 인슐린으로도 충분히 혈당을 떨어뜨릴 수 있다. 체중이 증가하면 인슐린 감수성이 낮아지므로 정상 체중을 유지하고 규칙적으로 운동하는 것이 좋다.

공복혈당장애

공복 시에만 혈당이 높아지는 증상으로, 잠들어있는 동안 간에서 필요 이상으로 포도당을 많이 만들었거나 인슐린이 부족할 때 발생한다. 당뇨병은 아니지만 당뇨병 발생 위험이 높은 군으로 분류되기 때문에 당뇨 환자와 마찬가지로 관리가 필요하다.

내당능장애

포도당에 내성이 생겨서 인슐린의 작용이 활발하지 못해 발생하며, 식사 후 2시간 혈당 수치만 높아지는 증상이 나타난다. 공복혈당장애와 마찬가지로 당뇨병 전 단계로 분류해 혈당관리가 필요하다.

베타세포

혈당을 조절하는 장기인 췌장의 세포 중 하나로 인슐린을 분비하는 역할을 한다. 베타세포가 파괴되거나 손상되는 경우 인슐린 분비량이 적어지거나 없어져 당뇨병이 발생한다.

가족력부터 식습관까지,
다양한 당뇨의 원인

부모 중 한 명이라도 당뇨병이면 자녀의 당뇨 발병률은 20%

당뇨는 가족력을 무시할 수 없는 병입니다. 부모 중 한 명이 2형 당뇨를 앓고 있을 경우 자식의 당뇨병 발병 확률은 약 20%, 부모 모두가 2형 당뇨 환자일 경우 자녀가 당뇨병을 앓을 확률은 30~40%입니다. 가족 간에 생활습관을 공유하기 때문에 부모가 가진 나쁜 식습관과 생활습관이 자녀에게도 이어져 자녀의 당뇨 발병률을 높입니다. 하지만 가족력이 있더라도 너무 걱정할 필요는 없습니다. 평소 식습관과 생활습관을 잘 관리하면 당뇨 발병률을 낮출 수 있습니다.

당뇨의 가장 큰 원인으로 꼽히는 비만과 운동 부족

만병의 근원인 비만은 당뇨에도 나쁜 영향을 미칩니다. 내장 지방세포에서 나오는 사이토카인(Cytokine)이 인슐린 저항성을 높여 포도당 대사를 방해하기 때문입니다.
지방세포에서 사이토카인이 많이 만들어질수록 인슐린 저항성은 높아지고, 인슐린 저항성이 높아지면 당뇨병 발병률도 높아집니다. 따라서 당뇨 전 단계 환자나 당뇨 환자가 혈당을 제대로 관리하려면 정상 체중을 유지해야 합니다.

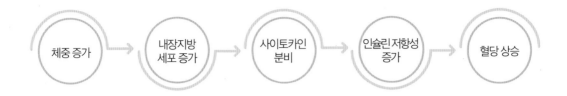

체중 증가 → 내장지방 세포 증가 → 사이토카인 분비 → 인슐린 저항성 증가 → 혈당 상승

운동은 인슐린 저항성을 낮추는 효과가 있습니다. 운동을 하면 혈액 속 포도당을 즉각적으로 사용할 뿐 아니라 꾸준한 운동으로 근육량이 증가하면서 근육이 혈액 속의 포도당을 많이 사용해 혈당을 떨어뜨리기 때문이지요. 기초대사량을 높여 체중을 관리하는 데도 도움을 받을 수 있을 뿐만 아니라 혈압을 낮추고 심장을 튼튼하게 해 심장과 순환기 질환을 예방할 수 있습니다.

당뇨를 유발하는 달고, 짜고, 기름진 음식

평소 어떤 음식을 먹느냐도 중요합니다. 당뇨와 식습관은 밀접한 관련이 있기 때문입니다. 최근 우리 식탁은 점점 더 서구화되고 있습니다. 과거 식생활과 비교해보면 지방 섭취량이 높아지고 식사량 또한 늘어났습니다. 잦은 외식과 배달음식으로 당분과 나트륨을 과다하게 섭취하는 것도 문제입니다.

당분과 지방, 나트륨을 많이 섭취하고 식이섬유를 적게 섭취하는 것은 모두 혈당을 높이는 요소입니다. 평소 기름진 음식을 즐겨 먹고 과식을 자주 한다면 식습관을 고치는 것이 좋습니다.

노화로 인한 췌장 기능의 저하도 원인

나이가 들수록 신체의 여러 기능이 감퇴하게 됩니다. 인슐린 호르몬을 생산하는 췌장도 마찬가지입니다. 췌장의 기능이 떨어지면 인슐린의 분비량이 적어지고, 인슐린을 분비하는 속도도 느려집니다. 인슐린 양이 감소하거나 분비 속도가 저하되면 정상적인 포도당 대사가 어려워집니다. 나쁜 식습관이나 생활습관을 계속 유지하다가는 나이가 들었을 때 당뇨를 비롯한 각종 성인질환을 피하기 어렵습니다. 나쁜 습관은 하루라도 빨리 고치는 것이 좋습니다.

태반 호르몬의 영향, 임신성 당뇨

임신성 당뇨는 임신 중 호르몬 변화로 인해 생기는 당뇨를 말합니다. 임신 중 태반에서 태반 락토겐, 프로게스테론, 프로락틴 등 여러 가지 호르몬이 생성되는데 이 호르몬들이 인슐린의 작용을 방해해 당뇨를 유발합니다. 나이가 35세 이상인 고령 임산부이거나 과체중 혹은 가족력이 있는 임신부에게서 많이 발생합니다. 대부분 출산 이후 사라지지만 간혹 2형 당뇨병으로 이어지는 경우도 있으니 주의해야 합니다. 임신성 당뇨가 생겼다면 식이요법과 운동으로 혈당을 조절해야 합니다.

인슐린의 작용을 방해하는 스트레스 호르몬

우리 몸은 스트레스를 받게 되면 외부 자극에 맞서기 위해 에피네프린이나 코르티솔 같은 호르몬을 분비하기 시작합니다. 이 두 호르몬은 인슐린의 작용을 방해해 혈당을 높이고 몸을 긴장 상태로 만드는 호르몬입니다. 따라서 당뇨 전 단계 환자가 극심한 스트레스를 받게 되면 호르몬에 의해 당뇨병으로 진행될 수 있습니다. 또한 외상이나 수술같이 심한 스트레스를 유발하는 상황이 닥쳤을 때도 호르몬 변화로 인해 혈당 조절이 어려워질 수 있으니 주의가 필요합니다.

당뇨와 떼려야 뗄 수 없는
대사증후군

성인 3명 중 1명은 앓고 있는 대사증후군

대사증후군은 고혈압, 고혈당 등 신진대사와 관련된 질환이 복합적으로 나타나는 증상을 말합니다. 건강하지 못한 식습관, 수면부족, 스트레스, 흡연, 음주 등 생활과 밀접한 요인들이 더해져 생기기 때문에 '생활습관병'이라고 불리기도 합니다. 특히 최근 식생활이 서구화되고 활동량이 줄어들면서 대사증후군 발병률이 빠르게 증가하고 있습니다.
아래 다섯 가지 항목에서 세 가지 이상에 해당하면 대사증후군으로 진단합니다.

대사증후군 진단 기준	
복부 비만	허리 둘레 남성 90cm(35인치) 이상, 여성 85cm(33인치) 이상
고혈압	수축기혈압 130mmHg 이상 또는 이완기혈압 85mmHg 이상 또는 약물 치료 중인 경우
공복혈당이상	공복혈당이 100mg/dL 이상 또는 당뇨병 치료를 받는 경우
고중성지방혈증	혈중 중성지방 수치 150mg/dL 이상 또는 약물 치료 중인 경우
HDL-콜레스테롤	남성 40mg/dL, 여성 50mg/dL 미만 또는 약물 치료 중인 경우

대사증후군의 위험을 높이는 인슐린 저항성

대사증후군은 아직 명확한 원인이 밝혀지지 않았습니다. 여러 가지 요인들이 복합적으로 작용해 발병한다고 추정하고 있지요. 하지만 대사증후군 발병과 높은 연관을 보이는 요소가 있습니다. 바로 인슐린 저항성입니다.
포도당 대사에 인슐린이 쓰이지 않으면 혈액 속 인슐린 농도는 점차 높아지는데, 인슐린 농도가 높아지면 신장의 나트륨(염분) 배출 기능이 떨어지기 시작합니다. 나트륨이

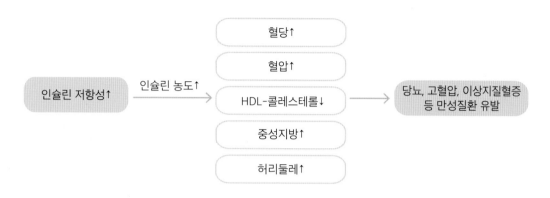

대사증후군의 악순환

인슐린 저항성↑ — 인슐린 농도↑ → 혈당↑ / 혈압↑ / HDL-콜레스테롤↓ / 중성지방↑ / 허리둘레↑ → 당뇨, 고혈압, 이상지질혈증 등 만성질환 유발

쌓이면 혈압이 높아집니다. 또한 인슐린 농도가 높아지면 좋은 콜레스테롤인 HDL-콜레스테롤이 감소하고 중성지방이 쌓이는데 이는 곧 복부 비만으로 이어지고, 복부 비만은 또 다른 만성질환을 유발하게 됩니다.

따라서 대사증후군 진단을 받고 제대로 관리하지 않으면 대부분 당뇨로 진행됩니다. 이후 당뇨 합병증을 유발하거나 더 심각한 만성질환으로 이어질 수 있습니다.

가장 효과적인 예방과 치료 방법은 정상 체중 유지하기

대사증후군을 예방하기 위한 가장 효과적인 방법은 정상 체중을 유지하는 것입니다. 특히 허리 둘레를 줄여 내장지방을 줄이는 것이 중요합니다. 체중과 허리 둘레가 정상에 도달할 때까지 식이요법을 시행하며 운동을 하는 것이 가장 확실한 방법이지요.

하지만 체중 감량을 위해 무조건 식사량을 줄이는 것은 위험합니다. 영양소가 부족하면 또 다른 질병을 유발할 수 있습니다. 채소는 충분히 섭취하고, 육류는 지방이 적은 살코기를 삶거나 쪄서 모든 영양소를 골고루 섭취하는 것이 좋습니다. 균형 잡힌 식사를 해야 건강하게 체중을 감량할 수 있다는 것을 잊지 마세요. 또한 수면을 충분히 취하고, 음주는 자제하며, 흡연자라면 금연하는 것이 좋습니다.

당뇨병보다 더 무서운
합병증

머리부터 발끝까지 온몸에 생기는 당뇨 합병증

당뇨는 완치라는 개념이 없는 병입니다. 하지만 평소 관리만 잘하면 일상생활을 하는 데는 문제가 없는 병이기도 합니다. 당뇨를 무서운 병이라고 하는 이유는 합병증 때문이지요.

당뇨 합병증은 병의 진행 속도에 따라 급성과 만성으로 나눌 수 있습니다. 급성 합병증은 저혈당이나 고혈당성 혼수 등 갑작스럽게 발생해 생명을 위협하는 합병증을 말합니다. 만성 합병증은 혈당관리를 소홀히 했거나 혈당관리에 실패했을 때 서서히 진행되는 질환으로 주로 망막이나 말초신경, 신장 등 아주 미세한 구조를 가진 조직에 문제가 생기는 경우가 많습니다.

갑작스럽게 생명을 위협하는 급성 합병증

• 저혈당

당뇨 환자에게 가장 흔하게 발생하는 증상으로, 혈당이 과다하게 떨어지는 증상(70mg/dL)을 말합니다. 당뇨약을 복용하거나 질환에 의해 인슐린 양이 과다하게 많아지면 발생합니다. 주로 손발 떨림, 가슴 두근거림, 창백함 등의 증상을 보이는데, 저혈당 증상이 느껴질 경우 사탕이나 주스 등 당분이 있는 음식을 섭취해 혈당을 보충해야 합니다.

당뇨의 합병증

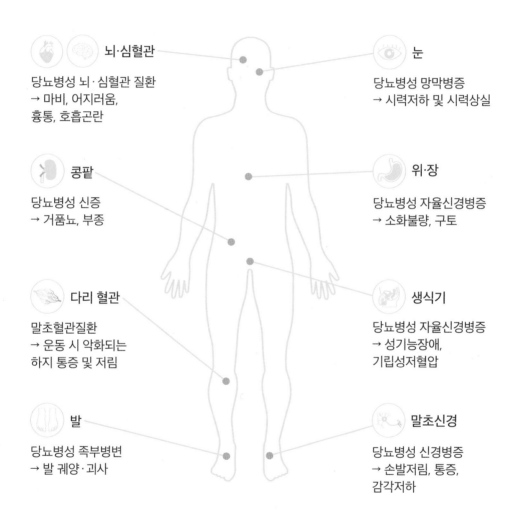

뇌·심혈관

당뇨병성 뇌·심혈관 질환
→ 마비, 어지러움,
흉통, 호흡곤란

콩팥

당뇨병성 신증
→ 거품뇨, 부종

다리 혈관

말초혈관질환
→ 운동 시 악화되는
하지 통증 및 저림

발

당뇨병성 족부병변
→ 발 궤양·괴사

눈

당뇨병성 망막병증
→ 시력저하 및 시력상실

위·장

당뇨병성 자율신경병증
→ 소화불량, 구토

생식기

당뇨병성 자율신경병증
→ 성기능장애,
기립성저혈압

말초신경

당뇨병성 신경병증
→ 손발저림, 통증,
감각저하

• 고삼투압성 고혈당증후군

저혈당과 반대로 혈당이 매우 높은 수준(600mg/dL)으로 올라가는 증상을 말합니다. 혈당 조절이 불안정한 고령의 2형 당뇨 환자에게서 주로 발생하며 과식하거나 인슐린이 부족할 때도 발생합니다. 간혹 당뇨병 치료를 중단하거나 뇌혈관질환, 심근경색증, 외상, 감염, 심한 스트레스 등으로 발생하는 경우도 있습니다.

고삼투압성 고혈당증후군은 다뇨 현상과 구토, 설사 등의 위장장애가 동반되어 탈수 현상이 일어나는 경우가 많습니다. 지속되면 혼수상태에 빠질 수 있으므로 주의해야 합니다.

• 당뇨병성 케톤산증

포도당 대사가 제대로 이루어지지 않아 포도당을 에너지원으로 쓰지 못 하게 되면 우리 몸은 지방을 에너지원으로 사용합니다. 이때 케톤산이라는 물질이 발생되는데, 이 케톤산이 혈액에 쌓이면 당뇨병성 케톤산증을 유발할 수 있습니다. 주로 오심, 구토 등의 증상이 나타나며 심각할 경우 혼수상태에 빠지거나 생명이 위험할 수 있습니다.

서서히 진행되지만 장애를 유발하는 만성 합병증

• 심혈관계질환

혈당이 잘 관리되지 않으면 혈관 벽에 지질, 콜레스테롤, 칼슘 등이 쌓여 혈관 내부가 좁아집니다. 좁아진 혈관은 신체 곳곳에 순환되는 혈류를 감소시키고 심장이나 뇌로 가는 산소와 영양분의 공급을 줄게 합니다. 이는 곧 심근경색, 뇌졸중, 협심증, 심근경색 같은 심혈관계질환을 유발합니다. 심혈관계질환은 오랜 기간에 걸쳐 진행되는 합병증인 만큼 평소 건강한 생활습관을 유지해 꾸준히 혈당을 관리해야 예방할 수 있습니다. 특히 당뇨를 10년 이상 앓았다면 특별한 증상이 없어도 주기적으로 심혈관계 합병증 검사를 받는 것이 좋습니다.

• 신장질환

신장은 혈액을 여과하는 역할을 하는 장기입니다. 포도당과 단백질 같은 영양소는 남기고 불필요한 수분과 노폐물을 배출하지요. 신장은 주로 모세혈관으로 이루어져 있습니다. 당뇨로 인해 혈당이 높아지면 혈액이 끈적끈적해져 신장의 모세혈관이 손상됩니다. 이것이 지속되면 신장기능 자체가 떨어지게 돼 불필요한 수분과 노폐물의 배출이 잘 되지 않고 우리 몸에 필요한 포도당, 단백질 같은 물질이 몸 밖으로 배출됩니다. 이를 '당뇨병성 신증'이라고 하는데, 당뇨병성 신증은 단백뇨나 요독증, 부종 등의 합병증을 유발하기도 합니다.

• 안구질환

당뇨로 인해 안구 모세혈관이 파괴되어 발생하는 합병증입니다. 그중 당뇨병성 망막증은 망막에 제대로 된 상이 맺히지 않아 시야가 뿌옇게 되는 증상입니다. 눈앞에서 파리가 날아다니는 것 같은 증상, 시야가 점차 가려지는 현상으로 나타나기도 합니다. 성인 실명의 가장 흔한 원인이기도 하니 해당 증상이 느껴진다면 즉시 주치의와 상담해야 합니다.

• 족부질환

당뇨 환자의 발에 생기는 구조적인 변형, 피부 변화, 궤양 등의 모든 문제를 가리켜 당뇨병성 족부병변이라고 합니다. 당뇨로 끈적끈적해진 혈액이 발까지 원활하게 가지 못해 발생하므로 발의 상처가 잘 낫지 않고 감염 위험이 높아집니다. 심할 경우 궤양으로까지 이어져서 절단할 수도 있습니다. 당뇨 환자는 항상 발을 잘 관찰하고 씻은 뒤 잘 말리는 것이 좋습니다. 또한 언제나 양말과 신발로 발을 보호해야 합니다.

• 신경병증

당뇨병성 신경병증은 신경이 당으로 인해 손상돼 발생하는 합병증입니다. 주로 말초신경계에 나타나는데, 손보다는 발에 나타나는 경우가 많습니다. 발이 아프거나 화끈거리거나 저리는 증상, 발의 무감각 등의 증상이 나타나면 당뇨병성 신경병증을 의심해봐야 합니다.

당뇨 치료는
건강한 생활습관에서

일상생활에서 꾸준히 관리하는 것이 중요

당뇨는 완치가 어렵기 때문에 한번 발병하면 평생 안고 가야 하는 병입니다. 하지만 건강하지 못한 식습관, 운동 부족, 스트레스 등에서 생기는 생활습관병인 만큼 건강한 식습관과 생활습관을 유지하면 정상인과 다름 없이 살 수 있습니다.

가장 좋은 방법은 규칙적으로, 골고루, 적당량 먹고, 적당한 강도의 운동을 꾸준히 하는 것입니다. 혈당관리를 돕는 건강한 습관들에 대해 알아볼까요?

건강한 식생활이 당뇨관리의 핵심

좋은 생활습관을 이야기할 때 건강한 식생활과 꾸준한 운동은 빠지지 않습니다. 특히 당뇨 환자에게는 식생활이 매우 중요합니다.

당뇨관리를 하려면 설탕이나 음료수 등 혈당을 빠르게 올리는 단순당을 피하고 혈당 상승 속도를 늦추는 식이섬유를 충분히 섭취해야 합니다. 포도당을 혈액 속에 오래 머물게 하는 지방이나 혈압을 높이는 나트륨은 소량만 섭취하는 것이 좋습니다.

정해진 시간에 천천히 식사하고, 과식하지 않는 것이 좋습니다. 식사 속도가 빠르면 혈당 수치도 빠르게 올라 혈당관리를 어렵게 합니다. 간헐적 단식처럼 한 번에 많이 먹는 것도 피해야 합니다. 한 번에 많은 양의 음식을 섭취하면 다량의 음식물이 한꺼번에 포도당으로 전환돼 혈당 수치가 크게 올라갑니다.

규칙적으로 운동하면 인슐린 기능 향상

운동은 건강을 지키는 데 매우 중요한 요인입니다. 당뇨관리에도 마찬가지로 도움이 됩니다. 운동을 할 때 우리 몸은 포도당을 에너지원으로 사용합니다. 운동하는 것만으로도 체내 혈당 수치를 떨어뜨릴 수 있으며, 운동을 꾸준히 할수록 인슐린 작용이 향상됩니다.

규칙적인 운동은 체중 감량은 물론 복부 비만을 개선해 대사증후군 및 기타 만성질환을 예방하는 효과가 있습니다.

• 유산소운동과 근력 운동을 골고루 실시

운동은 사용하는 에너지원을 산소를 통해 만드느냐 아니냐에 따라 유산소운동과 무산소운동(근력운동)으로 나뉩니다. 유산소운동과 무산소운동은 각각 다른 장점을 가지고 있습니다. 유산소운동은 체지방 연소를 돕고, 무산소운동은 근력 향상에 효과적입니다. 당뇨 환자는 어느 한 가지 운동만 고집하는 것보다 두 운동을 복합적으로 실시하는 것이 좋습니다. 걷기, 수영 등의 유산소운동은 혈당을 떨어뜨리고, 무산소운동으로 근력이 향상되면 인슐린의 작용이 원활해집니다.

• 적당한 강도의 운동을 꾸준히 하는 것이 가장 효과적

당뇨 환자라면 꾸준하게 운동하는 것이 가장 중요합니다. 운동으로 높아진 인슐린 감수성은 1~3일 정도 유지되므로, 최소 2~3일에 한 번씩은 중간 강도 이상의 운동을 30~40분 정도 하는 것이 좋습니다. 따로 시간을 내 운동하기 힘들다면 엘리베이터나 에스컬레이터 대신 계단을 이용하고 출퇴근길에 지하철역 두 정거장 정도의 거리를 걷도록 합니다.

• 갑자기 격렬한 운동을 하는 것은 위험

당뇨 환자가 건강하게 운동하기 위해서는 몇 가지 주의할 점이 있습니다. 운동은 식후 30분에서 1시간 뒤에 하는 것이 좋습니다. 공복 상태나 식사 전, 식사 직후에 운동을 하면 저혈당이 오기 쉽습니다.

운동 전에는 항상 혈당 수치를 확인하도록 합니다. 운동 전 혈당 수치가 100mg/dL 미만이라면 탄수화물 15g이 포함된 간식을 섭취한 뒤 30분 정도 기다렸다가 다시 한번 혈당 수치를 확인합니다. 혈당 수치가 100mg/dL 이상이 되면 운동을 시작하고 아직 100mg/dL에 미치지 않는다면 단순당 식품을 한 번 섭취한 뒤 혈당을 확인합니다.

저혈당 대비용 탄수화물 식품		
사탕 3~4알	설탕이나 꿀 1큰술(15g)	콜라나 사이다 3/4컵(175mL)
주스 3/4컵(175mL)	요구르트 1병(100mL)	우유 1컵(200mL)

운동 전 혈당 수치가 너무 높은 경우(300mg/dL 이상) 운동을 하면 오히려 고혈당이 올 수 있습니다. 혈당 수치가 안정되면 운동하도록 합니다.

갑자기 격렬한 운동을 하거나 평상시 하지 않았던 운동을 고강도로 하는 것도 위험합니다. 평소 운동을 꾸준히 해왔더라도 갑자기 운동 종류를 바꾸거나 강도를 높이면 저혈당이나 케톤산증을 유발할 수 있습니다.

저혈당이 올 때를 대비해 사탕같이 간단한 간식을 가지고 다니도록 하고, 운동 중 저혈당이나 탈수 현상이 있을 때에는 즉시 운동을 중단해야 합니다. 만약에 대비해 파트너와 함께 운동하는 것이 안전합니다.

• 합병증 앓고 있다면 주치의와 꼭 운동상담해야

당뇨 합병증이 있는 환자는 운동으로 증상이 악화될 수 있으므로 주의해야 합니다. 특히 안구질환 합병증을 앓고 있는 당뇨 환자가 순간적으로 힘을 쓰는 운동이나 격렬한 운동을 하면 안구에 압력이 올라가 안구 출혈이 발생할 수 있습니다.

또한 당뇨를 오래 앓은 환자라면 발이 다치지 않도록 주의해야 합니다. 잘 맞는 운동화를 착용하고, 운동하기 전과 끝나고 난 뒤 발에 물집이나 상처가 생기지 않았는지 잘 살피는 습관을 들이세요.

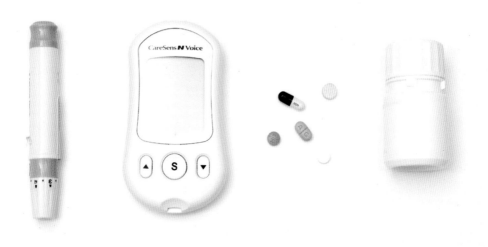

한눈에 보는 당뇨 생활습관

규칙적인 생활이 기본

당뇨관리의 기본은 규칙적인 생활입니다. 식사뿐만 아니라 약 복용(인슐린 주사 투여), 운동 등 당뇨관리와 관련되는 일은 같은 시간대에 일정하게 하는 것이 좋습니다. 규칙적인 생활을 하면 어느 부분에서 혈당관리에 문제가 생기는지 파악하기가 쉬워집니다.

체중은 정상 범위로 유지하세요

2형 당뇨의 경우 체중관리가 중요합니다. 체중이 증가하면 지방세포에서 나온 사이토카인 때문에 인슐린 작용이 둔화돼 혈당 조절 능력이 떨어집니다. 과체중인 2형 당뇨 환자라면 한 달에 1kg 감량을 목표로 식이요법과 운동요법을 병행하는 것이 좋습니다.

2~3일에 한 번씩은 운동하세요

규칙적인 운동은 혈당을 낮춰 줄 뿐 아니라 체중을 감소시켜주며 혈액순환을 촉진하여 각종 당뇨 합병증을 예방합니다. 또한 운동은 정신적, 육체적 스트레스를 해소하는 데 도움을 줍니다. 최소 2~3일에 한 번씩 중간 강도의 운동을 30분 이상 실시하도록 합니다.

약은 정해진 시간에 복용하세요

식이요법과 운동요법으로 혈당관리가 충분하지 않을 경우에는 약물요법을 실시하게 됩니다. 주치의에게 처방받은 약물은 시간을 정해두고 제 시간에 복용하는 것이 중요합니다. 개인적인 판단으로 약을 줄이거나 중단해서는 안 됩니다.

나만의 스트레스 해소법을 찾으세요

스트레스를 받게 되면 우리 몸에서는 '코르티솔'이라는 호르몬이 나오게 되어 인슐린의 작용을 방해합니다. 따라서 극심한 스트레스는 혈당관리에 좋지 않습니다. 자신이 어떤 일에서 자주 스트레스를 받고, 어떤 일을 할 때 스트레스가 해소되는지를 잘 관찰하여 스트레스를 관리하는 것이 필요합니다.

음주는 피하세요

술은 별다른 영양분 없이 열량만 높은 식품입니다. 체중을 늘리고 인슐린의 작용 또한 둔화시켜 당뇨 합병증과 간질환 위험을 증가시킵니다. 가급적 마시지 않는 것이 좋지만, 어찌할 수 없는 경우 1잔 이하로만 마시도록 합니다.

흡연자라면 금연하세요

흡연은 혈관을 딱딱하게 만드는 동맥경화증을 유발합니다. 동맥경화증이 진행되어 혈관이 좁아지면 당뇨병성 안구질환이나 신장질환 등 당뇨 합병증이 됩니다. 성공적인 당뇨관리를 위해서는 꼭 금연하는 것이 좋습니다.

발 관리는 미리미리 하세요

당뇨 합병증 중 가장 무서운 것이 무감각증으로 인한 발의 괴사와 절단입니다. 발에 생긴 작은 상처를 뒤늦게 발견해 괴사로 진행되고 결국 절단해야 하는 경우도 생깁니다. 당뇨 환자는 샤워 후 반드시 눈으로 발을 확인하면서 닦는 습관을 들이는 것이 좋습니다. 수시로 발을 살펴보며 평소와 다른 점이 발견되거나 상처가 생겼을 때는 즉시 병원을 방문해야 합니다.

당뇨 다스리는 식사관리법

'약식동원(藥食同源)'이라는 말이 있습니다. 약과 음식은 근원이 같다는 뜻입니다. 모든 사람에게 해당하는 말이지만, 당뇨 환자라면 더욱 명심해야 합니다.

당뇨는 환자가 평소 무엇을 어떻게 먹느냐에 따라 병의 진행이 크게 달라집니다. 건강한 식습관을 유지하면 혈당을 안정적으로 관리할 수 있습니다. 반대로 인스턴트 음식을 즐겨 먹고 과식을 자주 한다면 약물치료를 피할 수 없습니다.

당뇨 환자가 지켜야 할 식사습관, 하루 적정섭취량, 당뇨에 좋은 식품과 나쁜 식품, 외식하기 전 꼭 읽어야 하는 가이드, 식단관리 Q&A까지, 혈당관리에 도움을 주는 모든 정보를 소개합니다.

당뇨 잡는
건강한 식사습관

탄수화물 섭취량 주의하기

당질(탄수화물)은 구조에 따라 복합당, 단순당으로 나뉩니다. 탄수화물의 구조가 길고 복잡한 복합당은 체내에서 천천히 흡수되기 때문에 '느린 당'이라고 불리며 잡곡, 콩류, 고구마 등에 많이 들어있습니다. 단순당은 탄수화물의 구조가 짧고 단순해 체내에 바로 소화·흡수되고 혈당을 빨리 높여 '빠른 당'이라고도 불립니다. 당뇨를 예방하고 관리하기 위해서는 단순당을 최대한 적게 섭취하는 것이 좋겠지요.

단순당은 과일, 음료수, 액상과당을 포함한 설탕, 꿀 등에 많이 들어있습니다. 식사 후 과일이나 케이크 등의 디저트 섭취는 삼가도록 하고, 음료수나 주스 같은 가공식품 섭취할 때는 식품 영양표시 정보를 확인해 액상과당이나 설탕이 얼마나 들어있는지 확인하는 습관을 들이는 것이 좋습니다.

좋은 단백질 적당히 섭취하기

건강한 식단이란 고기는 무조건 피하고 채소 위주로 차리는 것이 아닙니다. 육류나 콩류에서 섭취할 수 있는 단백질은 근육을 비롯한 여러 장기와 호르몬을 구성하고 면역력을 높여주는 필수 영양소입니다. 무조건 고기 섭취량을 줄여 단백질 공급이 부족해지면 오히려 면역력이 떨어지고 영양소 결핍이 올 수 있습니다. 단백질은 부족하지 않게 섭취하되 어떤 식품에서 단백질을 얻을지가 중요합니다.

피해야 할 단백질 식품은 삼겹살이나 갈비, 꽃등심같이 포화지방이 많은 육류입니다. 반대로 포화지방이 적고 양질의 단백질이 많이 들어있는 닭가슴살, 흰 살 생선, 쇠고기 안심이나 사태, 콩류 등은 안심하고 먹어도 좋은 식품입니다.

식이섬유가 풍부한 채소는 가까이

식이섬유는 혈당이 천천히 올라가도록 돕고 장내 노폐물을 배출하는 청소부 역할을 합니다. 식이섬유는 채소나 해조류에 많이 들어있습니다. 특히 익히지 않은 채소 속 식이섬유는 소화기간이 길어 혈당을 천천히 올리는 역할을 해 혈당관리에 도움이 됩니다. 따라서 식사때 마다 샐러드 등 익히지 않은 채소를 챙겨 먹는 것이 가장 좋습니다. 매끼마다 신선한 채소를 섭취하는 것이 힘들다면 나물반찬을 통해 충분히 섭취하도록 합니다.

기름진 음식은 멀리

삼겹살이나 튀김 등 기름진 음식에는 포화지방이 많이 들어있습니다. 포화지방은 인슐린의 작용을 둔화시킵니다. 특히 포화지방은 혈관에 지방을 축적시켜 심혈관질환을 비롯한 당뇨 합병증을 유발할 수 있습니다. 당뇨를 앓고 있다면 기름진 음식은 피하는 것이 좋습니다.

천천히 식사하기

식사 속도가 빠르다는 것은 잘 씹지 않고 삼킨다는 뜻입니다. 씹는 것은 소화과정의 첫 번째 단계입니다. 제대로 씹지 않고 삼키게 되면 포만감이 늦게 와 과식하기 쉽고, 소화불량이 올 확률이 큽니다. 음식물이 빠른 속도로 한꺼번에 체내로 들어가면 혈당 상승 속도도 빨라집니다. 때문에 평소 음식물을 오래, 많이 씹으며 천천히 식사하는 것이 좋습니다.

식사 속도를 조절하는 재미있는 방법으로 아동용 숟가락으로 식사하는 방법이 있습니다. 한 번에 섭취할 수 있는 양이 줄어들어 천천히 식사할 수 있습니다.

과식하지 않기

혈당 수치를 일정하기 관리하기 위해 과식은 하지 않는 것이 좋습니다. 과식은 혈당을 올리고 체중을 증가시켜 혈당관리를 어렵게 합니다. 평소 과식을 하는 편이라면 작은 밥그릇이나 식판을 사용해보세요. 자신이 얼마만큼 먹는지 확인할 수 있어 식사량을 조절하는 데 도움이 됩니다.

싱겁게 먹기

나트륨을 과다하게 섭취하면 고혈압을 비롯한 대사증후군, 당뇨 합병증 발병률이 높아집니다. 우리나라 음식은 국, 탕, 찌개류 등의 국물 종류가 많아 나트륨을 과도하게 섭취하는 경우가 많습니다. 국물 음식은 가능하면 피하고, 식탁에 차려져 있다면 젓가락만을 사용해 식사해보세요. 건더기 위주로 섭취하면 나트륨 섭취를 크게 줄일 수 있습니다.

나에게 맞는
하루 식사량

식사량만 조절해도 혈당관리 절반은 성공

아무리 혈당관리에 도움이 되는 음식이어도 과하게 먹는다면 오히려 독이 됩니다. 반대로 너무 적게 섭취하는 것도 영양소 결핍으로 인한 질환을 유발할 수 있어 위험합니다.

혈당을 효과적으로 관리하고 적정 체중을 유지하기 위해서는 나에게 맞는 하루 식사량을 알고 그에 맞춰 식사량을 조절하는 것이 좋습니다. 하루에 얼마만큼 먹어야 할지 정확히 알고 있으면 과식을 예방할 수 있을 뿐만 아니라 결과적으로 체중 감량이나 적정 체중을 유지하기도 쉽습니다.

STEP 1 비만도 측정하기

하루 적정 섭취량을 구하려면 먼저 현재 비만도를 알아야 합니다. 비만도에 따라 몸에서 필요로 하는 열량이 달라지기 때문이지요. 현재 본인의 키와 체중으로 비만도를 정확하게 구해보세요.

비만도(BMI 체질량지수) = 체중(kg) ÷ (키(m) × 키(m))

BMI 지수	비만도
18.5 미만	저체중
18.5~22.9	정상 체중
23~24.9	과체중
25~29.9	1단계 비만
30~34.9	2단계 비만
35 이상	3단계 비만(고도비만)

(예) 몸무게 78kg, 키 172cm 남성의 BMI 지수
78 ÷ (1.72 × 1.72) = 26.4 → 1단계 비만

STEP 2 표준 체중 구하기

키에 맞는 표준 체중을 구하는 법은 다음과 같습니다. 여성과 남성의 키에 곱하는 수치가 다르니 주의하세요.

남성의 표준 체중 = 키(m) × 키(m) × 22
여성의 표준 체중 = 키(m) × 키(m) × 21

(예) 키 173cm 남성의 표준 체중은 66kg
1.73 × 1.73 × 22 = 66kg
키 162cm 여성의 표준 체중은 55kg
1.62 × 1.62 × 21 = 55kg

STEP 3 활동량 고려해 하루 적정 섭취량 계산하기

하루에 몸을 얼마나 움직이느냐에 따라 하루 적정 섭취량이 달라집니다. 자신의 활동량은 어느 정도 되는지 확인하고 하루 필요열량을 계산해보세요.

평소 활동량		저체중(kg당)	정상 체중(kg당)	과체중(kg당)
가벼운 활동	앉아서 일하며 운동을 거의 하지 않는 경우	30~35kcal	25~30kcal	20~25kcal
보통의 활동	자주 걷거나 가벼운 운동을 규칙적으로 하는 경우	35~40kcal	30~35kcal	25~30kcal
활발한 활동	몸을 많이 움직이는 일을 하거나 고강도 운동을 규칙적으로 하는 경우	40~45kcal	35~40kcal	30~35kcal

하루 적정 섭취량(kcal) = 표준 체중(kg) × 활동량 및 비만도에 따른 열량(kcal/kg)

함께 풀어봐요

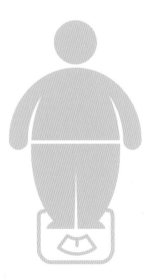

키 170cm, 체중 70kg인 남성의 하루 식사량을 구해보세요. (*보통의 활동 기준)

1) 비만도 계산하기
70 ÷ (1.7 × 1.7) = 24 → 과체중

2) 표준 체중 구하기
1.7 × 1.7 × 22(남성) = 63.6kg

3) 하루 필요열량 구하기
63.6 × 25~30(보통의 활동, 과체중) = 1,600~1,900kcal

하루 적정 섭취량은 최대치인 1,900kcal으로 잡아도 좋아요.
계산이 복잡하다면 다음의 표에서 간편하게 확인해보세요.

키에 따른 표준 체중과 하루 적정 섭취량 (*하루 활동량 '보통' 기준)

성인 남성의 표준 체중 및 하루 적정 섭취량

키(cm)	표준 체중(kg)	하루 적정 섭취량 (kcal)
160	56	
161	57	1,700
162	58	
163	58	
164	59	
165	60	1,800
166	61	
167	61	
168	62	
169	63	1,900
170	64	
171	64	
172	65	
173	66	
174	67	2,000
175	67	
176	68	
177	69	
178	70	2,100
179	70	
180	71	
181	72	
182	73	2,200
183	74	
184	74	
185	75	2,300

성인 여성의 표준 체중 및 하루 적정 섭취량

키(cm)	표준 체중(kg)	하루 적정 섭취량 (kcal)
145	44	1,300
146	45	
147	45	
148	46	
149	47	1,400
150	47	
151	48	
152	49	
153	49	
154	50	1,500
155	50	
156	51	
157	52	
158	52	
159	53	1,600
160	54	
161	54	
162	55	
163	56	
164	56	1,700
165	57	
166	58	
167	59	
168	59	1,800
169	60	
170	61	

당뇨에 좋은 식품, 나쁜 식품

당뇨에 좋아요 : 단백질과 식이섬유가 풍부한 식품

• 잡곡과 통곡물 빵

현미나 귀리, 보리, 퀴노아 등 잡곡은 탄수화물이 천천히 소화 · 흡수되어 혈당이 천천히 오르는 복합당 식품입니다. 통곡물로 만든 빵 또한 복합당 식품이므로 밥 대신 섭취해도 좋습니다.

• 잎채소류

비타민과 미네랄, 식이섬유가 많고 칼로리는 낮아 매 끼니 챙겨 먹는 것이 좋아요. 특히 시금치, 케일, 상추 등은 포도당 대사에 관여하는 마그네슘이 풍부해 혈당관리에 도움이 됩니다.

• 생선과 지방이 적은 육류

흰 살 생선, 붉은 살코기, 닭가슴살은 포화지방이 적고 양질의 단백질이 많이 들어있어요. 특히 등푸른 생선은 오메가 3 지방산이 풍부해 심혈관계질환을 예방합니다.

• 견과류

불포화지방산이 풍부해 심혈관계질환을 예방하는 데 도움을 줍니다. 다만 열량이 높기 때문에 한 번에 너무 많이 먹지 않도록 하세요.

• 두부·콩류

렌틸콩, 쥐눈이콩 등 콩류와 두부는 식물성 단백질은 물론 불포화지방산, 식이섬유, 미네랄 등 여러 영양소가 골고루 들어있습니다. 칼로리는 낮고 포만감은 높아 비만인 당뇨 환자에게 훌륭한 단백질 공급원이 됩니다.

• 곤약

식이섬유와 미네랄이 풍부하며 1g당 0.1kcal로 칼로리가 거의 없고 포만감이 높아 당뇨 환자의 체중관리에 도움이 됩니다. 곤약쌀, 실곤약, 묵곤약 등 여러 가지 형태가 있어 다양한 요리에 활용할 수 있어요.

• 올리고당이나 저열량 감미료

올리고당과 저열량 감미료는 설탕과 비슷한 단맛을 내면서도 당질이 체내로 거의 흡수되지 않아 당뇨식에서 설탕 대신 사용할 수 있습니다. 열량 또한 설탕보다 훨씬 적거나 거의 없어 당뇨 환자의 체중관리에도 도움이 됩니다.

당질 DOWN! 설탕 대신 쓰는 저열량 감미료

저열량 감미료는 대부분 열량이 거의 없고 혈당에 영향을 주지 않아 당뇨식에서 설탕 대체재로 사용되고 있습니다. 많이 쓰는 저열량 감미료의 종류로는 스테비아, 에리스리톨, 나트비아, 아스파탐 등이 있습니다. 종류에 따라 당도가 조금씩 다른데 이 책에서는 설탕과 당도가 같은 나트비아를 사용합니다.

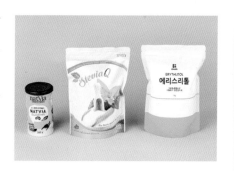

당뇨에 나빠요 : 당질과 포화지방이 많은 식품

• 설탕이나 과일청

혈당을 빠르게 올리는 대표적인 단순당 식품입니다. 설탕은 저열량 감미료나 올리고당으로 대체하고, 과일청으로 만든 차보다는 보리차나 허브차가 좋습니다.

• 정제 탄수화물

밀가루나 백미 같은 식품은 먹는 즉시 그대로 소화·흡수되는 단순당 식품입니다. 밥을 지을 때는 잡곡을 섞고, 정제된 흰 밀가루보다는 통밀가루로 된 빵이나 국수를 섭취하는 것이 좋습니다.

• 식후에 먹는 과일

과일은 비타민과 미네랄이 풍부하지만 단순당인 과당이 많이 들어있습니다. 식후 과일 섭취는 혈당을 크게 높이는 요인이 될 수 있으니 당도 높은 과일은 제한하는 것이 좋습니다. 특히 말린 과일의 경우 생과일보다 칼로리가 높고 당분 함량이 많아 섭취하지 않는 것이 좋습니다.

하루 과일 적정 섭취량

하루 적정 섭취량	사과	바나나	배	수박	귤	딸기	토마토
1,600kcal 이하	1/2개(80g)	1/2개(50g)	1/4개(110g)	1쪽(150g)	2개(120g)	7개(150g)	2개(350g)
1,700kcal 이상	1개 (160g)	1개 (100g)	1/2개 (220g)	2쪽 (300g)	4개 (240g)	14개 (300g)	4개 (700g)

• 지방이 많은 육류

삼겹살이나 갈비 등은 포화지방이 많이 들어있어 피해야 합니다. 육류는 쇠고기 사태나 안심 같이 지방이 적은 부위를 골라 기름 없이 굽거나 쪄서 섭취하는 것이 좋습니다.

• 가공음료

탄산음료에는 당이 많이 들어있을 뿐만 아니라 뼈와 치아를 약하게 만듭니다. 과일주스는 무가당이라고 하더라도 따로 설탕을 첨가하지 않았을 뿐 과일 자체의 과당은 그대로 들어있어 당뇨 환자에게 좋지 않습니다.

• 튀김

프라이드 치킨이나 전같이 기름에 튀긴 음식은 칼로리가 높고 포화지방이 많은 식품입니다. 지방은 인슐린 작용을 둔화시켜 혈액 내 포도당을 오래 머물게 하므로 피하는 것이 좋습니다.

• 간식용 빵이나 과자

도넛이나 크림이 들어간 간식용 빵은 설탕이나 버터가 많이 들어가 있습니다. 튀김처럼 혈당을 올린 뒤 고혈당 상태를 오랫동안 지속시키기 때문에 혈당관리에 좋지 않습니다.

• 당질이 많은 양념이나 소스

고추장은 찹쌀이나 물엿 등 탄수화물 재료로 만들어져 당질 함량이 높습니다. 조리를 할 때는 고추장 대신 간장이나 식초, 고춧가루 등으로 맛을 내도록 합니다. 또한 음식에 곁들이는 소스도 당질 함량이 높은 경우가 많아 적게 섭취하는 것이 좋습니다.

외식하기 전 필독!
당뇨인 외식생활 가이드

피할 수 없는 회식과 외식

사회생활을 하면서 회식이나 외식을 피하기란 쉽지 않습니다. 가장 큰 문제는 메뉴 자체가 고지방·고당질·고열량 음식이 많다는 것입니다. 음식을 나누어 먹거나 다른 사람과 대화하며 먹기 때문에 식사량을 파악하기도 쉽지 않습니다. 평소 식사관리를 잘 해왔어도 회식이나 외식에서는 안 지켜질 확률이 큽니다. 하지만 조금만 신경 쓴다면 얼마든지 현명하게 대처할 수 있습니다. 건강하게 외식할 수 있는 수칙들을 알아볼까요?

혈당관리를 돕는 외식 수칙

• 너무 허기진 상태에서 외식하지 마세요

외식하기 전 식사를 거르게 되면 외식에서 고열량 음식을 과식할 가능성이 높습니다. 외식을 앞두고 배가 너무 고픈 상황이라면 과식을 예방하기 위해 우유나 두유 등의 간단한 간식을 미리 섭취하는 것이 좋습니다.

• 메뉴 선택은 칼로리 낮은 것으로

가능하면 굽거나 튀기는 것보다는 찌거나 삶아 조리하는 메뉴를 선택하도록 합니다. 고기구이나 프라이드 치킨보다는 보쌈을 추천합니다. 고기를 먹을 때는 채소를 충분히 섭취해 영양의 균형을 맞추도록 하세요.

• 과식하지 마세요

아무리 좋은 음식이라도 너무 많이 먹는다면 혈당이 높아질 수밖에 없습니다. 메뉴가 결정되면 얼마만큼 먹을지 머릿속으로 계획을 세우고 자신의 식사량을 생각하며 식사하는 것이 좋습니다. 과식을 방지할 뿐 아니라 식사 속도를 조절하는 데도 도움이 됩니다.

• 얼마나 먹었는지 확인하세요

다른 사람과 대화하거나 양이 많은 음식을 나눠 먹을 경우 자신이 얼마나 먹는지 알기 어렵습니다. 가능하면 작은 그릇에 덜어 먹으며 중간중간 식사량을 파악하는 것이 좋습니다. 번거롭겠지만 집에서든 밖에서든 식사량을 파악하고 관리하는 것이 당뇨관리의 핵심이라는 것을 잊지 마세요.

• 음주는 하지 않는 것이 좋아요

술의 주성분인 알코올은 간에서 포도당이 만들어지는 것을 방해합니다. 잦은 음주는 혈당관리를 어렵게 해 당뇨 증상을 악화시키고 합병증 발병률을 높입니다. 또한 저혈당 같은 급성 합병증을 일으킬 수도 있습니다. 또한 술은 종류마다 다르지만 1g당 7kcal 정도의 열량을 내는 고열량 식품입니다. 과음은 체중관리를 어렵게 해 복부 비만을 일으키고 비만으로 인한 합병증 위험을 높입니다.

자주 먹는 외식 메뉴의 영양성분

• 추천하는 메뉴 : 채소를 비롯해 다양한 식품을 골고루 먹을 수 있는 음식

샤부샤부
579kcal

재료를 끓는 육수에 담갔다가 건져 먹는 샤부샤부는 단백질과 식이섬유를 충분히 섭취할 수 있는 메뉴입니다. 다만 칼국수와 죽까지 섭취하면 당질 섭취량이 높아지므로 적당량만 먹는 것이 좋습니다.

비빔밥
638kcal

비빔밥은 쇠고기, 달걀, 채소 등을 고루 섭취할 수 있어 외식 메뉴로 추천합니다. 다만 고추장은 당분이 많으므로 되도록 적게 넣거나 간장이나 된장 같은 양념으로 맛을 내도록 합니다.

월남쌈
588kcal

새우, 쇠고기, 채소 등을 라이스페이퍼에 싸 먹는 월남쌈은 다양한 영양소를 골고루 섭취할 수 있는 메뉴입니다. 다만 스위트칠리소스나 땅콩소스는 당분과 지방 함량이 높으므로 적게 먹는 것이 좋습니다.

안심 스테이크
490kcal

지방 함량이 적은 부위로 만든 스테이크는 당뇨 환자에게 좋은 단백질 공급원입니다. 스테이크를 먹을 때 샐러드, 통곡물 빵이나 잡곡밥 등을 곁들여 부족한 탄수화물과 비타민, 미네랄을 보충하면 외식메뉴로 훌륭합니다.

샌드위치
313kcal

샌드위치는 안에 들어가는 재료만 잘 선택하면 단백질과 채소를 충분히 섭취할 수 있어 외식 메뉴로 좋습니다. 기름진 고기나 햄 같은 가공육이 들어간 것보다는 닭가슴살이나 새우, 달걀 등 지방이 적고 단백질이 충분히 들어있는 것을 고르고 통곡물로 된 빵을 선택하세요.

모둠초밥

454kcal

초밥의 칼로리는 개당 40~140kcal 정도입니다. 보통 한 끼에 초밥을 10개 이상 먹는데, 이때는 열량과 탄수화물을 과다 섭취하게 됩니다. 초밥을 먹을 땐 적은 양만 먹고 샐러드를 곁들여서 채소 섭취를 늘리세요.

순대국밥

992kcal

순대국밥을 비롯한 국밥이나 탕 종류는 나트륨과 지방 함량이 높아서 피해야 하는 메뉴입니다. 특히 국밥은 국에 밥을 말아 빠른 속도로 먹는 편이라 더욱 주의해야 합니다. 국밥을 먹을 때는 건더기 위주로 식사하세요.

칼국수

541kcal

칼국수를 비롯한 국수 요리는 대부분 탄수화물로 구성되어 있어 추천하지 않습니다. 국수 요리를 먹을 때는 국수를 적게 먹고 고기나 해산물, 달걀, 채소 등을 섭취해 다른 영양소를 보충해야 합니다. 국수를 먹을 때는 샐러드나 채소 반찬을 곁들이도록 합니다.

햄버거

528kcal

햄버거는 열량과 지방 함량이 모두 높아 피해야 하는 메뉴입니다. 햄버거 소스에는 당분과 나트륨이 많이 들어있고 주로 탄산음료와 함께 섭취하기 때문에 당질을 과다하게 섭취하게 됩니다. 햄버거를 먹을 때는 적은 양만 먹고 샐러드를 곁들이도록 합니다.

소곱창 구이

276kcal

곱창은 지방 함량이 높은 음식입니다. 또한 곱창구이에서 나온 기름에 밥을 볶아 먹는 경우가 많은데, 이 경우 지방 섭취량과 더불어 탄수화물 섭취량까지 높아집니다. 곱창 중에서도 대창, 막창 등은 지방 함량이 더 높아 당뇨 환자는 피하는 것이 좋습니다.

떡볶이

520kcal

떡은 생각보다 열량이 높아 주의가 필요합니다. 게다가 떡볶이는 양념에도 많은 양의 고추장과 설탕이 들어가 당뇨 환자에게 추천하지 않는 메뉴입니다. 떡볶이가 먹고 싶다면 고기와 채소를 넣어 간장 양념에 볶는 궁중떡볶이를 선택하는 것이 좋습니다.

Q&A
꼭 알아야 하는 당뇨병

Q 고기는 피하고 채소만 먹어라? X

A 육류 섭취 없이 채식만 하면 영양 불균형을 초래한다

채소는 비타민과 미네랄, 식이섬유가 풍부하고 칼로리가 낮아 혈당관리에 도움이 되는 식품입니다. 하지만 고기를 전혀 섭취하지 않는 완전 채식의 경우 동물성 식품에 많이 들어있는 필수아미노산, 필수지방산, 철분, 아연 등이 부족해져 영양소의 불균형을 초래하기 쉽습니다. 장기간 지속될 경우 거대적아구성빈혈, 치매 등의 질환으로까지 이어질 수 있으므로 육류와 채소는 골고루 섭취하는 것이 가장 좋습니다.

Q 무조건 싱겁게 먹는 것이 좋다? △

A 나트륨 섭취를 과도하게 줄이면 식이요법에 실패할 확률이 더 높다

당뇨 환자에게 저염식을 권장하는 이유는 두 가지입니다. 짠 반찬이나 국, 찌개를 먹으면 밥을 더 먹게 될 가능성이 높아지고 과다한 나트륨 섭취가 혈관질환 합병증 위험을 높이기 때문입니다.

그렇다고 무작정 소금을 제한하는 것이 최선은 아닙니다. 아무리 몸에 좋은 건강식이라도 맛이 없다면 계속 유지하기 힘듭니다. 소금 대신 식초나 향신료를 넣어 맛을 내고, 국이나 찌개를 먹을 때는 건더기 위주로 섭취하세요. 조리법과 식사습관을 조금만 바꾸면 나트륨 섭취를 크게 줄일 수 있습니다.

Q 돼지감자, 오디, 여주 같은 특정 식품으로 당뇨를 다스릴 수 있다? X

A 부분적으로 도움이 될 수는 있지만 특효약은 아니다

돼지감자나 여주, 오디 같은 특정 식품이 마치 당뇨 만병통치 식품인 것처럼 방송에 소개되는 경우가 있습니다. 하지만 당뇨에 가장 좋은 것은 탄수화물 섭취에 주의하며 여러 영양소를 균형 있게 섭취하는 것입니다.

돼지감자 속에는 '이눌린'이라는 식이섬유가 들어있습니다. 이눌린은 혈당조절에 도움이 되지만 돼지감자뿐 아니라 도라지나 우엉에도 풍부하게 들어있습니다. 오디도 마찬가지입니다. 혈당 상승 속도를 지연시키는 '데옥시노지리마이신' 성분이 들어있지만 탄수화물 함량이 높아 과도하게 섭취하다가는 오히려 혈당을 높일 수 있습니다. 여주는 식물성 인슐린인 P-인슐린이 들어있지만 약물간 상호작용을 일으키고 특히 임산부의 경우 자궁 수축이나 하혈 등을 유발하는 등 부작용에 대한 보고가 있어 섭취에 주의해야 합니다.

Q 잡곡밥은 마음껏 먹어도 된다? X

A 잡곡밥도 많이 먹으면 혈당을 올린다

간혹 잡곡밥은 몸에 좋으니 괜찮다는 생각에 섭취량을 제한하지 않고 마음껏 섭취하는 환자들이 있습니다. 당뇨 환자에게 흰쌀밥보다 잡곡밥을 권장하는 이유는 풍부한 식이섬유 때문입니다. 식이섬유는 혈당이 천천히 올라가게 합니다. 하지만 잡곡밥 역시 주성분은 탄수화물입니다. 잡곡밥이 당뇨에 좋다고 과식하게 되면 흰쌀밥을 적정량 섭취했을 때보다 혈당이 올라갑니다. 따라서 잡곡밥도 적정량만 섭취하는 것이 좋습니다.

Q 무설탕·무가당은 식품이 안전하다? X

A 설탕 대신 다른 당 성분이 들어있지 않은지 살펴봐야 한다

무설탕이나 무가당이라는 단어로 건강한 이미지를 내세우는 식품들이 많습니다. 하지만 제품에 설탕 대신 다른 당 성분을 넣지 않았는지, 원재료에 원래 당 성분이 들어있지는 않은지 영양성분표를 꼼꼼하게 살펴볼 필요가 있습니다.

예를 들면 무가당 과일주스는 당을 추가로 첨가하지 않은 것일 뿐 과일 속의 당분은 그대로 주스 안에 존재합니다. 무설탕이나 무가당이라고 표현되어 있더라도 자연당, 인공감미료 등에 대해서는 자유롭지 않다는 의미이지요.

따라서 무설탕 또는 무가당이라고 표시된 제품이 당뇨 환자에게 무조건 좋은 제품은 아니라는 사실을 기억하세요. 항상 영양성분 표시를 확인해 적합한 식품으로 골라 적정량 섭취하는 것이 중요합니다.

Q 빵은 무조건 피해야 한다? X

A 통곡물 빵은 식사 대용으로 좋다

도넛이나 크림이나 들어간 빵같이 달고 기름진 빵은 피해야 합니다. 설탕이나 버터가 많이 들어있어 혈당을 빠르게 올리고 고혈당 상태를 오랫동안 지속시키기 때문입니다.

그렇다고 무조건 피해야 하는 것은 아닙니다. 종류만 잘 선택한다면 밥을 대체할 수 있습니다. 당뇨 환자들에게 추천하는 빵은 통밀빵, 호밀빵, 식빵, 바게트, 치아바타 등 담백한 맛이 나는 빵들입니다. 특히 통곡물 빵에 샐러드를 곁들이거나 다양한 재료를 가득 넣어 샌드위치를 만들면 훌륭한 한 끼가 됩니다.

Q 살 안 찌는 과일은 많이 먹어도 괜찮다? **X**

A 과일은 정해진 양만 섭취하는 것이 좋다

과일은 비타민과 미네랄이 풍부하지만 단순당인 과당이 많이 들어있습니다. 식후 과일 섭취는 혈당을 크게 높이는 요인이 될 수 있으니 과일은 정해진 양만 섭취하는 것이 좋습니다. 말린 과일의 경우 생과일보다 당분 함량이 매우 높아 특히 피해야 합니다.

수박이나 참외같이 수분이 많은 과일도 주의해야 합니다. 수분 함량이 많아 중량에 비해 칼로리가 낮아 보이지만 여름철 과일 역시 당질 함량이 높아 많이 먹으면 혈당을 올립니다. 당뇨 환자의 경우 섭취할 양을 미리 알아두고 적당량만 섭취하는 것이 좋습니다.

Q 우유는 당뇨 환자에게 좋지 않다? **X**

A 풍부한 칼슘과 마그네슘이 인슐린 분비를 돕는다

우유가 당뇨병을 유발하거나 악화시킨다는 오해 때문에 우유를 전혀 섭취하지 않는 당뇨 환자들이 있습니다. 하지만 이는 사실과 전혀 다릅니다.

질병관리본부에서 12년 동안 성인 약 1,500명 대상으로 우유 섭취와 당뇨병 발생과의 관련성에 관해 연구한 결과, 우유를 하루 1잔(200mL)이상 섭취한 사람이 우유를 거의 섭취하지 않은 사람에 비해 당뇨병 발생률이 적었습니다. 우유의 칼슘과 마그네슘이 인슐린 분비를 촉진하고 조절해 당뇨병 발생률을 낮춘 것으로 알려져 있습니다. 또한 우유는 한국인에게 부족한 영양소인 칼슘이 풍부하고 탄수화물, 단백질, 지방을 모두 포함한 완전식품이므로 간식으로 활용하면 좋습니다.

Q 비만인 당뇨 환자에게는 간헐적 단식이 좋다? **X**

A 저혈당을 유발할 수 있어 적합하지 않다

간헐적 단식이란 일정한 시간 간격을 두고 규칙적으로 공복 상태를 만드는 식생활 관리법을 말합니다. 다양한 방법이 있지만 가장 많이 쓰이는 방법은 하루 중 16시간 이상 공복 상태를 유지하고 나머지 시간 동안 식사를 하는 방법입니다. 비만인 당뇨 환자에게 간헐적 단식이 도움이 된다는 연구 결과들도 있으나 대한당뇨병학회에서는 저혈당 위험 때문에 권장하지 않습니다. 특히 인슐린 분비를 증가시키는 경구 약제를 복용하고 있거나 인슐린 요법을 실시하고 있는 당뇨 환자의 경우 더욱 주의해야 합니다.

Q 당질제한 식사가 혈당관리에 좋다? **X**

A 저혈당과 비만을 유발할 수 있다

당질제한 식사란 탄수화물 섭취를 줄이거나 아예 섭취하지 않고 대신 단백질과 지방을 많이 섭취하는 식이요법입니다.

단백질과 지방은 탄수화물보다 혈당 상승 속도가 느리기 때문에 당질을 제한하고 단백질과 지방 위주로 식사를 하면 얼핏 혈당이 잘 조절되는 것처럼 보입니다. 하지만 혈당이 올라가는 시간만큼 혈관에 당분이 머물러 있는 시간도 길어 결과적으로 당뇨관리에 좋지 않습니다. 인슐린 치료를 병행하고 있다면 저혈당의 위험도 있습니다.

영양성분표 제대로 이해하기

가공식품에는 영양성분 표시가 되어 있습니다. 식품 속에 들어있는 탄수화물부터 당류, 지방, 나트륨의 양을 알려줘 영양성분표를 잘 활용하면 당뇨관리에 도움이 됩니다.

1 총 내용량 및 단위 내용량 당 열량을 확인합니다.

이 제품은 200g을 1회 제공량인 20g씩 10봉지로 나누었습니다. 1회 제공량은 1봉지(20g)이며 1봉지당 열량은 105kcal입니다. 칼로리를 비롯한 영양성분은 1회 제공인 1봉지의 영양성분이므로 착각하지 말아야 합니다. 이 제품의 경우 총 내용량인 200g을 모두 먹으면 1,050kcal를 섭취하게 됩니다.

영양정보	총 내용량: 200g(20g×10봉) 1봉(20g) 당 105 kcal	
1봉지당		1일 영양성분 기준치에 대한 비율
나트륨	30mg	2%
탄수화물	11g	3%
당류	6g	6%
지방	6g	11%
트랜스지방	0.2g 미만	-
포화지방	2.4g	16%
콜레스테롤	29mg	10%
단백질	1 mg	2%

1일 영양성분 기준치에 대한 비율(%)은 2,000 kcal 기준이므로 개인의 필요 영량에 따라 다를 수 있습니다.

2 영양성분을 확인합니다.

영양성분표에는 영양성분의 종류와 함량이 기재되어 있습니다. 나트륨, 탄수화물(당류), 지방(트랜스지방, 포화지방), 콜레스테롤 옆에 기재되어 있는 숫자가 작은 것을 선택해야 당뇨나 만성질환 관리에 도움이 됩니다.

A제품을 선택할지 B제품을 선택할지 고민될 때는 나트륨, 탄수화물(당류), 지방(트랜스지방, 포화지방), 콜레스테롤이 더 낮은 제품을 선택하세요.

3 1일 영양성분 기준치에 대한 비율을 참고합니다.

1일 영양성분 기준치는 성인 남성이 이 제품을 섭취했을 때 얻을 수 있는 영양소를 비율로 표시한 것입니다.

이 제품의 경우 1봉지(20g)를 먹으면 1일 영양성분 기준치 중 나트륨 2%, 탄수화물 3%, 당류 6%, 지방 11%, 단백질 2%를 섭취하게 됩니다.

당뇨식을 만들기 전 알아야 할 것들

우리 식탁에서 밥과 김치, 각종 밑반찬을 빼놓을 수 없습니다. 매일 먹는 음식이기에 더 신경 써야 하는 메뉴이기도 합니다. 하지만 쌀밥과 김치, 고추장 등의 양념에는 생각보다 많은 당질이 들어있습니다. 아무리 당질을 낮춰도 밥과 김치를 신경 쓰지 않으면 혈당관리에 실패할 수밖에 없습니다.

이 장에서는 당뇨관리에 효과적인 밥과 김치, 밑반찬, 비법 양념장을 소개합니다. 맛은 살리고 당질과 염분을 확 낮춰 재구성한 레시피로 맛있게 당뇨관리 해보세요.

건강한 당뇨 밥상은
정확한 계량에서부터

계량하는 습관을 들이면 당뇨관리가 쉬워진다

당뇨관리를 제대로 하기 위해서는 환자가 어떤 식재료를 얼마만큼 섭취하는지 정확히 파악하는 것이 중요합니다. 쌀이나 잡곡부터 육류, 생선, 채소, 과일, 적은 양의 양념까지, 요리에 쓰이는 재료가 얼마나 들어가는지 아는 것이 당뇨를 관리하는 데 도움이 됩니다.

대부분 가정에서는 눈대중으로 조리합니다. 눈대중은 어림짐작일 뿐이어서 나에게 맞는 식사량^{p.42}과 실제 섭취량을 비교했을 때 오차가 생길 수밖에 없습니다. 실제 섭취하려고 했던 양보다 적거나 많이 섭취할 수 있고, 조리 시에도 양념이 많이 들어가 당질이나 나트륨을 과다하게 섭취할 가능성이 높습니다.

성공적인 당뇨관리를 위해서는 정확하게 계량해 조리하는 습관을 들이는 것이 좋습니다. 처음에는 일일이 재료를 계량해야 하는 것이 번거롭게 느껴질지 모릅니다. 하지만 반복적으로 계량도구를 사용해 측정하다보면 무게에 대한 감이 생기게 되고, 그렇게 되면 계량과 눈대중을 혼합해 쓸 수 있습니다. 가정에서 간편하게 사용할 수 있는 계량 도구 세 가지와 정확한 사용법을 소개합니다.

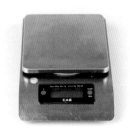

• 저울

저울은 아날로그 저울보다는 0.1g 단위까지 계량할 수 있는 디지털 저울이 좋습니다. 저울은 편평한 곳에 올린 뒤 사용해야 하며, 그릇에 담아 잴 때는 그릇을 먼저 올려놓고 영점(TARE) 버튼을 눌러 0g을 만든 뒤 재료를 담아 측정합니다.

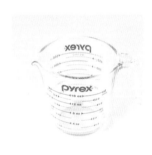

• 계량컵

1컵이 200mL이며 내용물과 눈금을 정확히 확인하려면 투명한 내열플라스틱이나 유리로 된 계량컵을 고르는 것이 좋습니다. 계량컵은 액체를 담은 뒤 편평한 곳에 올려놓고 눈금과 같은 높이에서 읽어야 정확하게 계량할 수 있습니다.

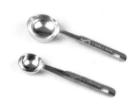

• 계량스푼

적은 양을 계량할 때 유용합니다. 주로 사용하는 것은 1큰술 기준인 15mL, 1작은술 기준인 5mL입니다. 가루나 장류는 수북하게 담은 뒤 젓가락이나 칼등으로 편평하게 깎고, 액체는 넘치지 않을 정도로 찰랑거리게 담습니다.

한식 숟가락 계량법

한식 숟가락으로 계량할 때는 다음을 참고합니다.

1큰술 = 15mL
가루와 장은 밥숟가락에 수북이 담은 양, 액체는 세 숟가락 정도.

1/2큰술 = 7mL
가루와 장은 밥숟가락에 조금 봉긋하게 담은 양, 액체는 한 숟가락 반.

1작은술 = 1/3큰술 = 5mL
밥숟가락으로 한 숟가락 정도.

1/2작은술 = 2.5mL
밥숟가락으로 반 숟가락 정도.

자주 쓰는 재료의 어림치

저울을 사용하기 힘들 경우 다음 표를 참고하세요.

채소·버섯

감자(작은 것) 1개	85g
감자(큰 것) 1개	210g
양파 1개	250g
당근(큰 것) 1개	330g
오이 1개	210g
무 10cm	460g
애호박(큰 것) 1개	280g
고구마 1개	130g
연근 1개	300g
우엉(지름 3cm) 20cm	100g
가지 1개	120g
풋고추(큰 것) 1개	20g
피망 1개	100g
깻잎 10장	10g
대파 1뿌리	45g
배추 1포기	1kg
양배추 1통	800g
시금치 1포기	14g
고사리 1줌	100g
쑥갓·미나리·부추 1줌	100g
콩나물 1봉지	300g

느타리버섯 1개	10g
양송이버섯 1개	17g
표고버섯(큰 것) 1개	20g
팽이버섯 1봉지	100g

고기·달걀

쇠고기 주먹 크기	120g
닭다리 1개	100g
달걀 1개	50g

해물·건어물

고등어 1마리	400g
조기 1마리	50g
게 1마리	200g
새우(중하) 1마리	18g
오징어 1마리	250g
칵테일새우 10개	50g
굴 1컵	130g
모시조개 1개	25g
북어포 1줌	15g
잔멸치 1줌	15g

오징어채 1줌	15g
다시마(10×10cm) 1장	35g

가공식품

두부 1모	480g
식빵 1장	35g
어묵(네모난 것) 1장	30g
어묵(둥근 것) 10cm	50g
프랑크소시지 1개	35g

양념

설탕 1큰술	12g
굵은소금 1큰술	14g
고운 소금 1큰술	16g
간장 1큰술	18g
된장 1큰술	20g
고추장 1큰술	20g
고춧가루 1큰술	8g
다진 마늘 1큰술	18g
올리브오일 1큰술	12g
통깨 1큰술	8g

쌀밥보다 맛있는
당뇨밥 7가지

곤약 흑미밥

칼로리
237kcal

탄수화물
50g(20%)

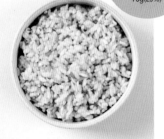

재료(1인분)
곤약쌀 25g, 현미 20g, 귀리 20g, 백미 20g, 흑미 5g

1 잡곡은 씻어서 물에 1시간 정도 불리고 곤약쌀은 흐르는 물
   에 2~3번 씻는다.
2 불린 잡곡을 건져서 곤약쌀과 섞은 뒤 밥솥에 안치고 물을
   부어 밥을 짓는다.

현미 잡곡밥

칼로리
324kcal

탄수화물
70g(29%)

재료(1인분)
현미 40g, 찰현미 10g, 백미 30g, 율무 5g, 수수 5g

1 잡곡은 씻어서 물에 1시간 정도 불린다. 여름에는 상하기 쉬
   우니 냉장고에서 불린다.
2 불린 잡곡을 건져서 밥솥에 안치고 물을 부어 밥을 짓는다.

식이섬유는 혈당 상승 속도를 느리게 해 혈당관리에 도움이 되는 성분입니다. 성공적인 당뇨 관리를 위해서는 식이섬유가 많이 들어있는 당뇨밥을 준비하는 것이 좋습니다. 식이섬유 함량을 확 높인 당뇨밥 7가지를 소개합니다.

귀리 영양밥

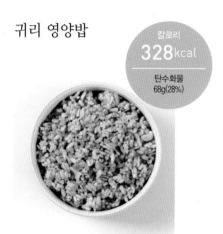

칼로리
328kcal

탄수화물
68g(28%)

재료(1인분)
귀리 25g, 현미 20g, 백미 20g, 수수 20g, 퀴노아 5g

1 잡곡은 씻어서 물에 1시간 정도 불린다.
2 불린 잡곡을 건져서 밥솥에 안치고 물을 부어 밥을 짓는다.

렌틸콩밥

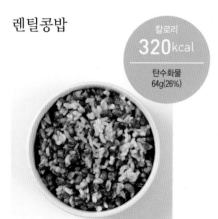

칼로리
320kcal

탄수화물
64g(26%)

재료(1인분)
렌틸콩 20g, 녹두 20g, 현미 20g, 백미 20g, 귀리 10g

1 잡곡은 물에 씻어 1시간 정도 불린다.
2 불린 잡곡을 건져서 밥솥에 안치고 물을 부어 밥을 짓는다.

보리 강황밥

칼로리
318kcal
탄수화물
69g(28%)

재료(1인분)

보리 30g, 수수 20g, 귀리 20g, 백미 20g, 강황가루 1/3작은술

1 잡곡은 씻어서 물에 1시간 정도 불린다.

2 불린 잡곡을 밥솥에 안치고 강황가루를 넣고 물을 부어 밥을
　짓는다.

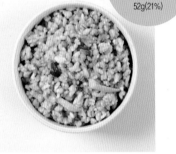

비트 무밥

칼로리
237kcal
탄수화물
52g(21%)

재료(1인분)

보리 25g, 무 20g, 백미 20g, 찰현미 20g, 비트 5g

1 백미와 찰현미, 보리는 물에 씻어 1시간 정도 불린다.

2 무와 비트는 껍질을 벗겨 채 썬다.

3 밥솥에 불린 잡곡과 채 썬 무, 비트를 안치고 물을 부어 고루
　섞은 뒤 밥을 짓는다. 물 양은 평소보다 10% 적게 넣는다.

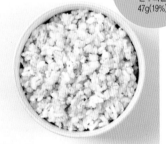

콜리플라워밥

칼로리
219kcal
탄수화물
47g(19%)

재료(1인분)

콜리플라워 30g, 백미 30g, 보리 15g, 율무 10g, 퀴노아 5g

1 콜리플라워는 흐르는 물에 씻은 뒤 믹서에 넣어 굵게 간다.

2 잡곡은 물에 씻은 뒤 건진다.

3 밥솥에 콜리플라워와 잡곡을 안치고 물을 부어 밥을 짓는다.

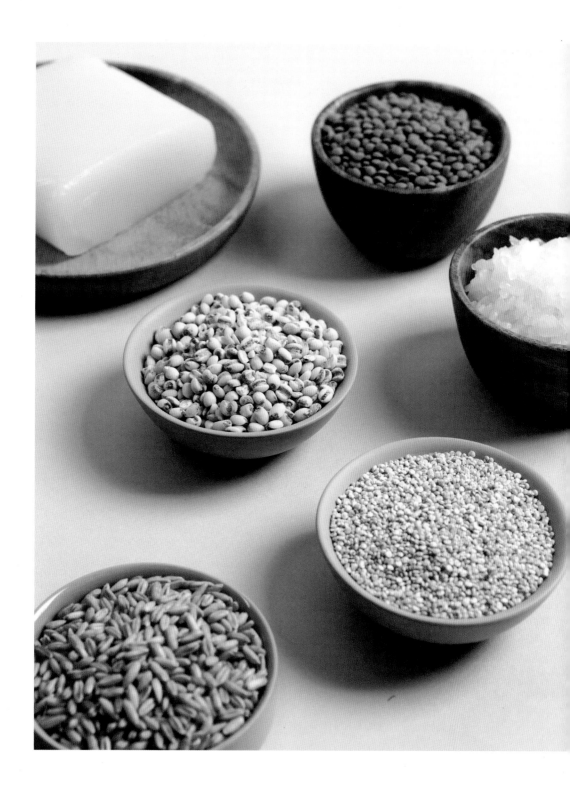

당질 FREE!
저염 김치 4가지

깍두기

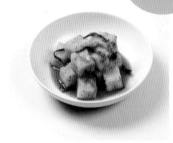

칼로리
15kcal

탄수화물
5g(2%)

재료(10인분)
무 1/2개, 쪽파 3줄기, 소금 1/2큰술, 물 1/4컵
양념 | 양파 1/4개, 고춧가루 3큰술, 까나리액젓 2큰술, 새우
젓 ·다진 마늘 ·올리고당 ·나트비아 1/2큰술씩

1 무는 깍둑썰기 하고, 쪽파는 2cm 길이로 썬다.

2 무와 소금, 물을 한데 넣고 버무려 30분간 절인다.

3 믹서에 양념 재료를 모두 넣고 곱게 간다.

4 절인 무를 체에 밭쳐 물기를 없앤 뒤 깍두기 양념을 넣어 버
무린다.

얼갈이배추 겉절이

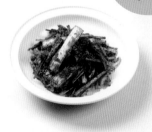

칼로리
13kcal

탄수화물
3g(1.2%)

재료(10인분)
얼갈이배추 1/2단, 양파 1/4개, 부추 반 줌, 쪽파 반 줌
양념 | 양파 1/4개, 사과 1/6개, 까나리액젓 ·다진 마늘 ·고춧가
루 1큰술씩, 나트비아 1작은술, 생강 ·참깨 조금씩

1 얼갈이는 한입 크기로 썰고, 쪽파와 부추는 3cm 길이로 썬
다. 양파는 채 썬다.

2 믹서에 겉절이 양념 재료를 모두 넣고 곱게 간다.

3 얼갈이와 부추, 양파, 쪽파에 겉절이 양념을 넣고 살살 버무린다.

··· 얼갈이배추 대신 배추를 넣어 배추 겉절이를 만들어도 좋아요.

김치는 각종 비타민과 미네랄, 식이섬유, 유산균이 풍부한 식품입니다. 하지만 나트륨 함량이 높고 생각보다 많은 당질을 함유하고 있습니다. 나트륨과 당질 함량을 크게 낮춘 다섯 가지 김치 레시피를 소개합니다.

열무김치

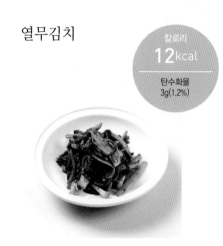

칼로리
12kcal

탄수화물
3g(1.2%)

재료(10인분)
열무 1/4단, 얼갈이배추 1/4단, 쪽파 반 줌, 소금(절임용) 한 줌
양념 | 양파 1/4개, 마늘 3개, 고춧가루 2큰술, 까나리액젓·천일염 1/2작은술씩, 생강·참깨 조금씩

1 얼갈이와 열무, 쪽파를 4~5cn 길이로 썬다.
2 얼갈이와 열무는 소금에 절인 뒤 숨이 죽으면 물에 헹군다.
3 믹서에 김치 양념 재료를 모두 넣고 곱게 간다.
4 얼갈이, 열무, 쪽파에 김치 양념을 넣고 버무린다.

오이 깍두기

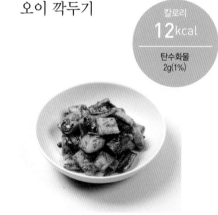

칼로리
12kcal

탄수화물
2g(1%)

재료(10인분)
오이 2개, 양파 1개, 쪽파 조금
양념 | 고추장 2큰술, 올리고당 1½큰술, 고춧가루 1큰술, 까나리액젓 1/3큰술, 다진 마늘 1작은술, 참깨 조금

1 오이와 양파는 깍둑썰기 한다. 쪽파는 송송 썬다.
2 믹서에 양념 재료를 모두 넣고 곱게 간다.
3 오이, 양파, 쪽파에 깍두기 양념을 넣어 버무린다.

이것만 있으면 맛내기 끝!
만능 양념 6가지

간장볶음 양념 : 불고기나 고기 밑간으로 활용하는 간장 양념. *고기 100g당 2큰술씩 사용

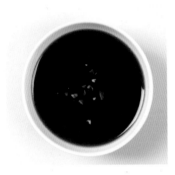

재료
양파 1개, 배 1/2개, 간장 1컵, 올리고당 2/3컵, 맛술 6큰술, 다진 마늘 2큰술, 후춧가루 조금

1 모든 재료를 믹서에 넣고 곱게 간다.
2 밀폐용기에 담아 냉장고에 두면 한 달 정도 보관할 수 있다. 1주 일 정도 숙성시키면 더 맛있다.

간장조림 양념 : 건어물이나 채소를 조리거나 볶을 때 두루 사용하는 간장 양념. *채소 100g당 1큰술씩 사용

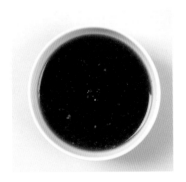

재료
간장 1컵, 올리고당 2/3컵, 다진 마늘 1큰술, 후춧가루 조금

1 모든 재료를 한데 넣어 고루 섞는다.
2 밀폐용기에 담아 냉장고에 두면 한 달 정도 보관할 수 있다.

당뇨식도 저열량 감미료를 사용해 충분히 맛있게 조리할 수 있습니다. 고추장과 설탕은 줄이고 저열량 감미료와 식초, 간장 등으로 맞춤 양념을 만들어보세요. 넉넉히 만들어 냉장 보관해두면 필요할 때마다 꺼내 쓰면 편리합니다.

매운볶음 양념 : 고기나 해산물을 매콤하게 볶을 때 활용하는 고추장 양념. *고기 100g당 1½큰술씩 사용

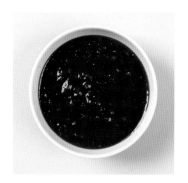

재료
고추장·간장 5큰술씩, 올리고당 3큰술, 고춧가루 2큰술, 양파 1/4개, 사과 1/3개 , 나트비아·맛술 1큰술씩, 생강·참기름 1작은술씩, 참깨 조금

1 모든 재료를 믹서에 넣고 곱게 간다.
2 밀폐용기에 담아 냉장고에 두면 한 달 정도 보관할 수 있다. 1주일 정도 숙성시키면 더 맛있다.

초무침 양념 : 해초나 채소를 새콤달콤하게 무칠 때 사용하는 식초 양념. *채소 100g당 1큰술씩 사용

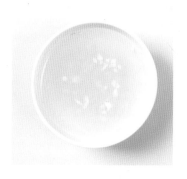

재료
양조식초 1/2컵, 다진 마늘 3큰술, 올리고당 3큰술, 소금 2작은술

1 모든 재료를 한데 넣어 고루 섞는다.
2 밀폐용기에 담아 냉장고에 두면 한 달 정도 보관할 수 있다.
… 고춧가루를 넣어 매콤한 맛을 내도 좋습니다.

초고추장 양념 : 해초 등을 매콤하게 무칠 때 사용하는 초고추장 양념. *재료 100g당 1½큰술씩 사용

재료

사과1/4개, 고추장 5큰술, 올리고당 4큰술, 식초 2큰술, 다진 마늘 1½큰술, 고춧가루 1/2큰술, 레몬즙 1작은술, 참깨 1/2작은술

1 모든 재료를 한데 넣어 고루 섞는다.
2 밀폐용기에 담아 냉장고에 두면 한 달 정도 보관할 수 있다.
  1주일 정도 숙성시키면 더 맛있다.

된장무침 양념 : 채소를 무치거나 쌈에 곁들여 내는 된장 양념. *채소 100g당 1½큰술씩 사용

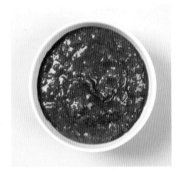

재료

된장 3½큰술, 고추장 1큰술, 물 5큰술, 표고버섯 2개, 양파 1큰술, 대파·마늘 1/2큰술씩, 청양고추·나트비아·참기름 1/2작은술씩

1 표고버섯과 양파, 대파, 마늘, 청양고추를 곱게 다진다.
2 프라이팬에 참기름을 두르고 다진 채소들을 볶는다.
3 채소가 익으면 된장, 고추장, 물, 나트비아를 넣고 끓인다.
4 한 김 식혀 밀폐용기에 담는다. 냉장고에 두면 한 달 정도 보관할 수 있다.

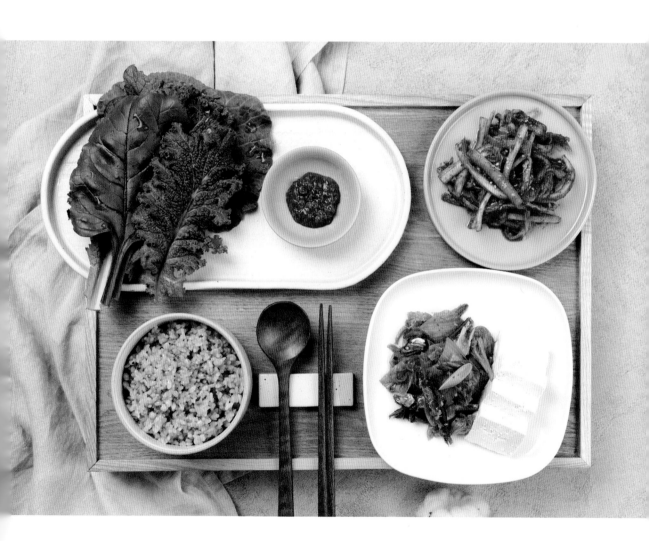

만들어두면 든든한
밑반찬 10가지

멸치아몬드볶음

칼로리
158kcal

탄수화물
9.9g(4%)

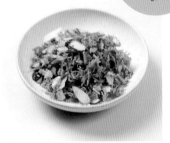

재료(5회분)
잔멸치 1¼컵(75g), 슬라이스 아몬드 5큰술
양념장 | 올리고당 3큰술, 참기름 조금, 참깨 조금

1 마른 팬에 잔멸치를 살짝 볶은 뒤 체에 밭쳐 부스러기를 털
  어낸다.
2 슬라이스 아몬드를 마른 팬에 볶아 수분을 날린다.
3 달군 팬에 잔멸치와 슬라이스 아몬드, 양념장을 넣고 볶는다.

연근조림

칼로리
49kcal

탄수화물
10.3g(4%)

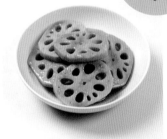

재료(5회분)
연근 200g, 식초 1큰술
양념 | 간장·올리고당 1½큰술씩, 물 10큰술, 참깨·참기름 조금씩

1 연근은 도톰하게 썬 뒤 끓는 물에 식초를 조금 넣고 5분간
  삶는다. 삶은 연근은 찬물에 헹구고 체에 밭쳐 물기를 뺀다.
2 냄비에 양념장 재료를 넣어 고루 섞는다. 연근을 넣어 양념
  장이 절반 이하로 줄어들 때까지 조린다.

밑반찬은 각종 채소와 건어물, 달걀 등 여러 식재료를 사용해 다양한 영양소를 골고루 공급할 수 있습니다. 밑반찬의 양념을 조금만 바꿔 당뇨 환자도 맛있게 먹을 수 있는 건강한 밑반찬을 만들어보세요.

양파장아찌

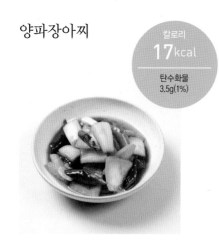

칼로리
17kcal

탄수화물
3.5g(1%)

재료(5회분)
양파 1개(100g), 청양고추 2개(20g)
절임물 | 식초 1½큰술, 올리고당 1½작은술, 간장 2/3큰술, 나트비아 2/3작은술, 물 2큰술, 피클링 스파이스 조금

1 양파와 청양고추를 한입 크기로 썬다.
2 냄비에 절임물 재료를 넣고 섞은 뒤 한소끔 끓인다.
3 밀폐용기에 양파와 청양고추, 한 김 식힌 절임물을 붓고 하루 동안 숙성시킨다.

검은콩조림

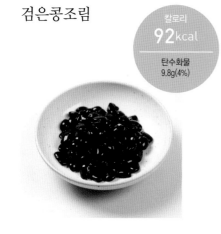

칼로리
92kcal

탄수화물
9.8g(4%)

재료(5회분)
검은콩 20g
양념장 | 간장 1½큰술, 올리고당 1½큰술, 물 1½컵

1 검은콩을 물에 담가 충분히 불린다.
2 냄비에 양념장 재료를 넣고 끓인다. 양념장이 끓어오르면 검은콩을 넣고 약한 불에서 양념이 절반이 될 때까지 조린다.

꽈리고추찜

칼로리
50kcal

탄수화물
10g(4%)

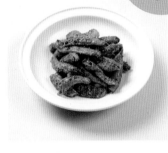

재료(5회분)
꽈리고추 350g, 밀가루 1½큰술
양념장 | 간장 2½큰술, 올리고당 1큰술, 물 2큰술, 다진 마늘 조금, 다진 실파 조금, 참기름 조금

1 꽈리고추는 어슷하게 반으로 잘라 밀가루를 골고루 묻힌다.

2 찜기에 수증기가 올라오면 고추를 넣고 5분간 찐다.

3 볼에 한 김 식힌 고추와 양념장을 넣고 골고루 무친다.

무말랭이무침

칼로리
29kcal

탄수화물
5.6g(2%)

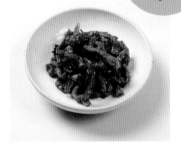

재료(5회분)
무말랭이 35g, 마른고춧잎 조금
양념장 | 간장 · 고추장 · 맛술 1작은술씩, 올리고당 1/2 작은술
참기름 · 참깨 조금씩

1 무말랭이와 마른고춧잎은 미지근한 물에서 20분간 불린 다음 물에 헹궈 물기를 꼭 짠다.

2 볼에 무말랭이와 고춧잎, 양념장 재료를 넣고 버무린 뒤 참깨를 뿌린다.

달걀장조림

칼로리
182kcal

탄수화물
10g(4%)

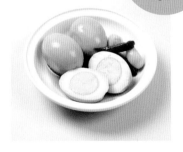

재료(5회분)
달걀 10개, 마늘 10알
양념장 | 간장 · 올리고당 2½큰술씩, 물 10큰술

1 달걀은 완숙으로 삶아 껍질을 벗긴다.

2 냄비에 삶은 달걀, 마늘, 양념장, 물을 넣어 끓인다.

3 조림장이 절반으로 줄어들 때까지 조린다.

건새우 무조림

칼로리
75kcal

탄수화물
11.5g(5%)

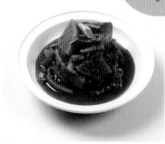

재료(5회분)
무 350g, 마른새우 50g, 물 1½컵, 청양고추 조금, 붉은 고추 조금
양념장 | 간장 2큰술, 올리고당 1⅛큰술, 다진 마늘 조금

1 무는 큼직하게 깍둑썰기하고, 청양고추와 붉은 고추는 어슷
  썰기 한다.

2 냄비에 무와 마른새우, 물을 넣고 끓인다.

3 냄비에 조림장, 청양고추를 넣고 자작하게 조린다.

4 불에서 내린 뒤 어슷썰기한 붉은 고추를 올린다.

미역줄기볶음

칼로리
24kcal

탄수화물
5.5g(2%)

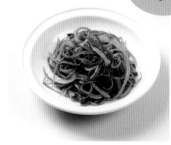

재료(5회분)
염장 미역줄기 250g, 양파 100g, 당근 25g, 식용유 조금
양념장 | 간장 2/3큰술, 다진 마늘 1작은술, 참기름 조금, 후춧
가루 조금

1 미역줄기는 찬물에 30분 정도 담갔다가 끓는 물에 3분간 데
  친 뒤 찬물에 헹구고 물기를 뺀다.

2 미역줄기는 한입 크기로 썰고, 양파와 당근은 채 썬다.

3 달군 팬에 식용유를 두르고 미역줄기와 양파, 당근, 양념장
  재료를 넣어 볶는다.

마늘종 호두볶음

칼로리
171kcal

탄수화물
10.1g(4%)

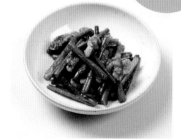

재료(5회분)
마늘종 200g, 호두 100g, 식용유 조금
양념장 | 간장 1⅓큰술, 올리고당 1큰술, 다진 마늘 조금

1 마늘종은 한입 크기로 썰고 호두는 큼지막하게 다진다.

2 끓는 물에 마늘종을 데친 뒤 찬물에 헹궈 물기를 뺀다.

3 달군 팬에 식용유를 살짝 두르고 마늘종, 다진 호두와 조림
  장을 넣어 볶는다.

2부

맛있는 당뇨 밥상

당뇨관리에서는 다양한 식재료를 골고루 먹는 것이 중요합니다. 적당한 양의 탄수화물, 단백질, 지방, 비타민, 미네랄 등 주요 영양소를 모두 챙겨야 하지요. 일일이 영양소 챙기기가 너무 복잡하고 어려울 것 같다고요? 여기 전문 영양사들이 영양소 하나하나 계산한 맛있고 건강한 당뇨 레시피를 소개합니다. 균형 잡힌 한상차림부터 영양만점한 그릇 요리, 분위기 있게 즐기는 브런치, 가벼운 샐러드, 도시락, 당뇨 맞춤 음료까지 매일 활용할 수 있는 레시피들을 모두 담았어요.

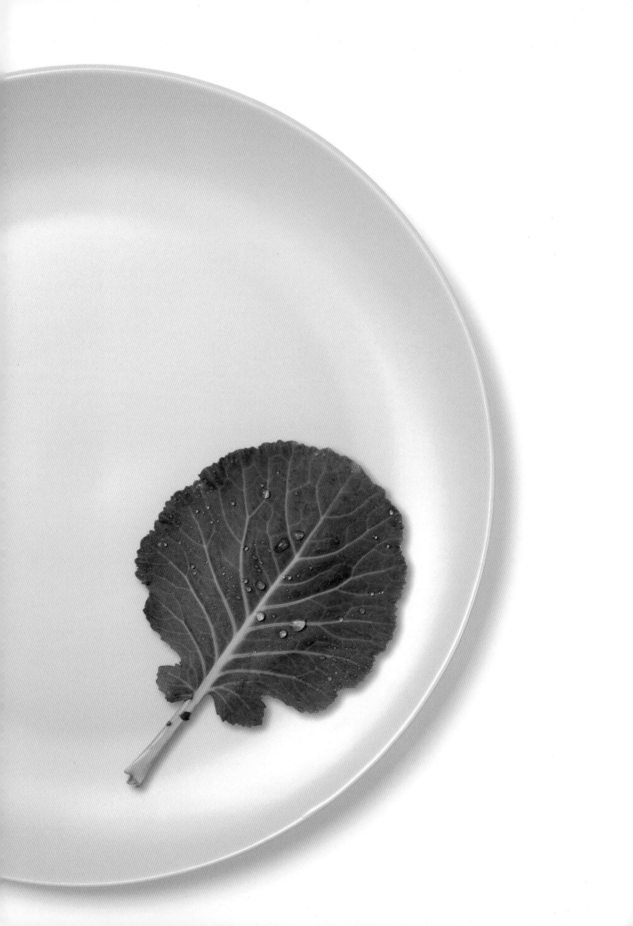

CHAPTER 1
균형 잡힌 한 상 차림

당뇨를 관리하는 데 다양한 식재료를 골고루 사용하는 한식 밥상만큼 좋은 것이 없습니다. 당뇨 맞춤 영양밥과 단백질 반찬 한 가지, 채소 반찬 두 가지로 구성된 건강하고 맛있는 당뇨 한상차림을 소개합니다. 식단대로 따라 하면 다양한 영양소를 골고루, 부족함 없이 섭취할 수 있습니다.

쇠고기 죽순불고기 +
호박나물 + 도라지 오이생채 + 현미 잡곡밥

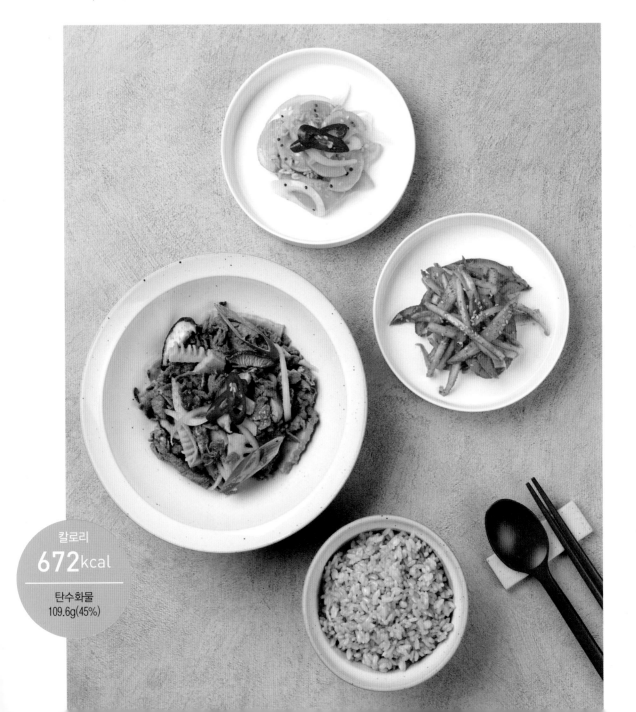

칼로리
672kcal

탄수화물
109.6g(45%)

쇠고기와 칼륨이 풍부한 죽순을 넣어 만든 불고기 한 상 차림입니다. 배와 양파를 갈아 넣은 간장 양념장으로 감칠맛을 냈어요. 새콤달콤하게 무친 도라지 오이생채로 입맛을 돋우고, 부드러운 호박나물을 올려 든든한 한 끼를 준비해보세요.

쇠고기 죽순불고기

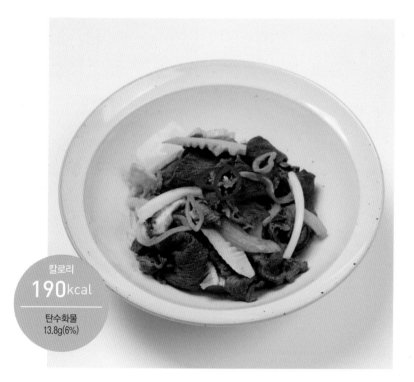

칼로리
190kcal

탄수화물
13.8g(6%)

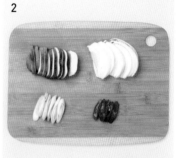

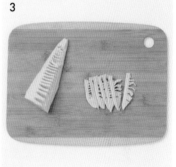

재료

쇠고기(불고기용) 80g
삶은 죽순 50g
양파 50g
표고버섯 2개

간장볶음 양념 2큰술 *

붉은 고추 조금
대파 조금
식용유 조금

이렇게 만들어요

1 쇠고기는 한입 크기로 썬다.

2 표고버섯은 기둥을 자르고 갓만 얇게 저민다. 양파는 채 썰고 대파와 붉은 고추는 어슷하게 썬다.

3 삶은 죽순은 끓는 물에 살짝 데친 뒤 빗살무늬를 살려 얇게 썬다.

4 달군 팬에 식용유를 조금 두르고 쇠고기를 넣어 약한 불에서 볶는다.

5 ④에 죽순, 양파, 표고버섯, 붉은 고추, 대파, 간장볶음 양념을 넣고 뒤섞어가며 졸이듯이 볶는다.

* 간장볶음 양념(p.70 참조) : 간장 · 배 · 양파 7g씩, 올리고당 6g, 맛술 3g, 다진 마늘 2g

호박나물

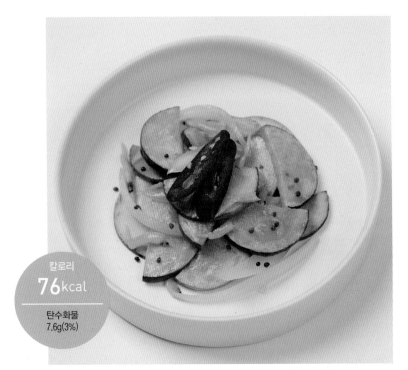

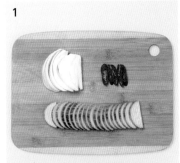

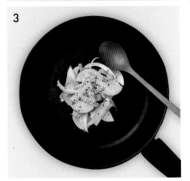

칼로리
76kcal

탄수화물
7.6g(3%)

재료

애호박 50g
양파 40g
붉은 고추 1g
새우젓 1/2작은술
다진 마늘 1/4작은술
들기름 1/4작은술
들깨 1/4작은술
식용유 1/4작은술

이렇게 만들어요

1 애호박은 반 갈라 반달 모양으로 썬다. 양파는 채 썰고 붉은 고추는 어슷하게 썬다.

2 달군 팬에 식용유를 두르고 애호박과 양파를 볶는다.

3 새우젓과 다진 마늘을 넣어 간을 한다.

4 뚜껑을 덮고 약한 불에서 잠깐 뜸을 들인다.

5 마지막에 들기름과 들깨를 넣어 섞는다.

도라지 오이생채

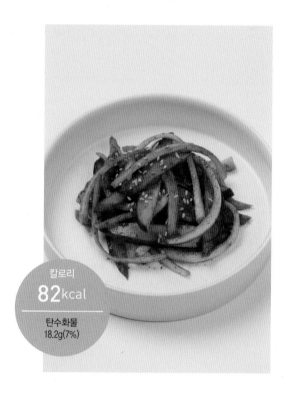

재료

도라지 40g
오이 20g
양파 10g

초무침 양념 1/2큰술*

고춧가루 1작은술
통깨 조금

* 초무침 양념(p.71 참조) : 식초 3g, 다진 마늘 · 올리고당 1.5g씩,
고춧가루 1g, 소금 0.5g

이렇게 만들어요

1 도라지는 가늘게 갈라 6~7cm 길이로 썰고, 오이
   는 반 갈라 어슷하게 썬다. 양파는 채 썬다.

2 도라지는 15분 정도 소금물에 담가 쓴맛을 뺀 뒤
   체에 밭쳐 물기를 뺀다.

3 볼에 도라지와 오이, 양파, 초무침 양념, 고춧가
   루를 넣어 조물조물 무친 뒤 통깨를 뿌린다.

현미 잡곡밥

칼로리
324kcal

탄수화물
70g(29%)

재료 현미 40g, 찰현미 10g, 백미 30g, 율무 5g, 수수 5g

이렇게 만들어요

1 잡곡은 씻어서 물에 1시간 정도 불린다. 여름에는 상하기 쉬우니 냉
장고에서 불린다. 2 불린 잡곡을 건져서 밥솥에 안치고 물을 부어 밥
을 짓는다.

쇠고기 사태찜 +
미나리 숙주나물 + 해초무침 + 보리 강황밥

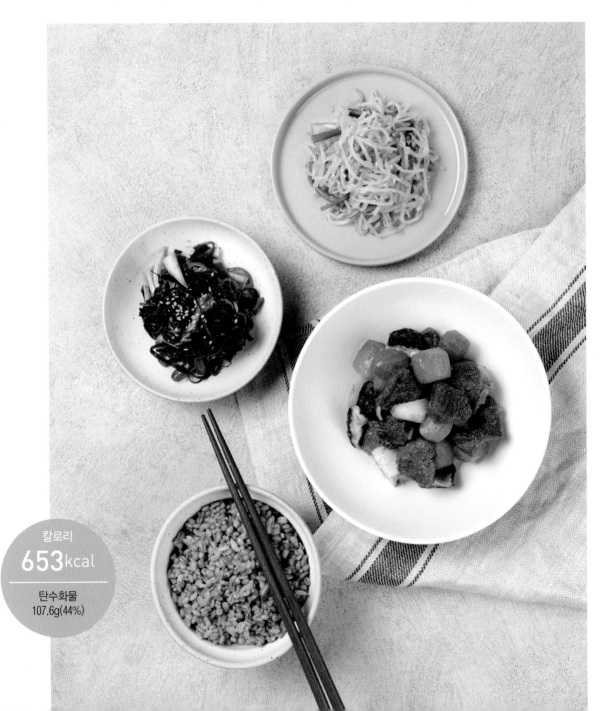

칼로리
653kcal

탄수화물
107.6g(44%)

지방이 적어 담백하게 즐길 수 있는 사태찜 한 상 차림입니다. 새콤달콤한 해초무침과 식이섬유가 풍부한 미나리 숙주나물을 곁들여보세요. 양질의 단백질은 물론 철분과 칼슘 등 풍부한 미네랄과 식이섬유를 골고루 섭취할 수 있어요.

쇠고기 사태찜

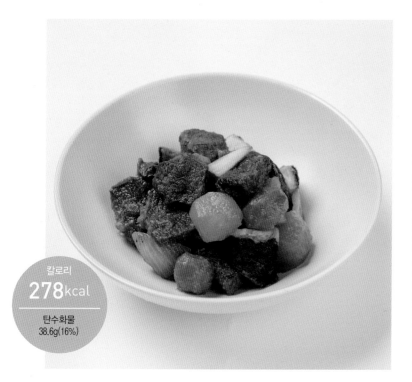

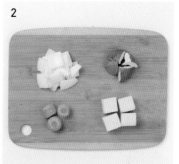

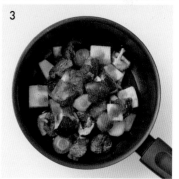

칼로리
278kcal

탄수화물
38.6g(16%)

재료

쇠고기 사태 80g
무 50g
양파 50g
당근 20g
표고버섯 1개
간장볶음 양념 1/2컵*
물 1/2컵
식용유 조금

이렇게 만들어요

1 쇠고기는 사방 2cm로 썰어 찬물에 담가 핏물을 뺀 뒤 간장볶음 양념을 반 덜어 재워둔다.

2 무와 당근은 밤톨 크기로 썰고, 표고버섯은 4등분한다. 양파는 네모지게 썬다.

3 냄비에 식용유를 두르고 양념한 쇠고기를 볶다가 채소와 나머지 양념을 넣고 골고루 섞어가며 볶는다.

4 뚜껑을 닫고 약한 불에서 양념이 자작해질 때까지 조린다.

⋯ 압력솥을 이용하면 부드러운 사태찜을 만들 수 있어요.

* 간장볶음 양념(p.70 참조) : 간장 · 배 · 양파 24g씩, 올리고당 18g, 맛술 10g, 다진 마늘 7g

미나리 숙주나물

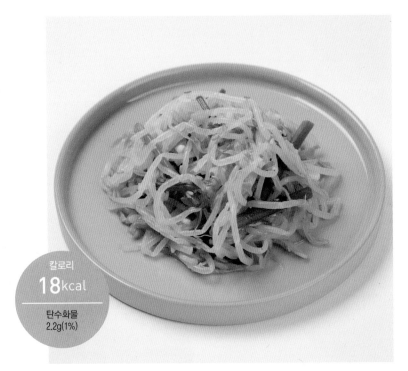

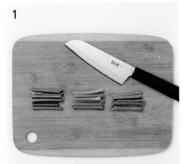

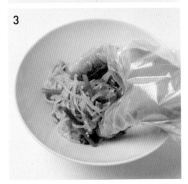

칼로리
18kcal

탄수화물
2.2g(1%)

재료

숙주나물 50g
미나리 20g

양념
다진 마늘 1/2작은술
소금 조금
참기름 조금
통깨 조금

이렇게 만들어요

1 숙주나물은 끓는 물에 데쳐 물기를 가볍게 짠 뒤 식힌다.

2 미나리는 잎과 억센 밑동 부분을 잘라내고 5cm 길이로 썰어 끓는 물에 데친다.

3 볼에 숙주나물, 미나리, 양념을 넣어 조물조물 무친다.

해초무침

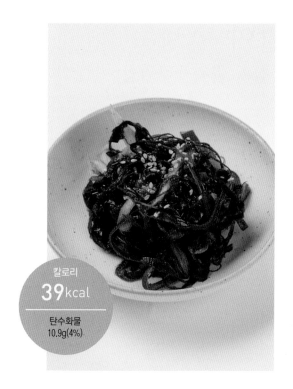

칼로리
39kcal

탄수화물
10.9g(4%)

재료

재료

모둠 해초 70g
(꼬시래기, 채 썬 다시마, 미역줄기)
양파 20g
초고추장 양념 1큰술*
통깨 조금

* 초고추장 양념(p.72 참조) : 고추장 5g, 올리고당 4g, 식초 2g, 사과 ·
배 · 다진 마늘 1g씩

이렇게 만들어요

1 해초는 찬물에 담가 짠맛을 뺀 뒤 체에 받쳐 건져
   둔다.

2 해초는 한입 크기로 썰고, 양파는 채 썬다.

3 볼에 해초와 양파, 초고추장 양념을 넣어 조물조
   물 무친 뒤 통깨를 뿌린다.

보리 강황밥

칼로리
318kcal

─────

탄수화물
69g(28%)

재료 보리 30g, 수수 20g, 귀리 20g, 백미 20g, 강황가루 1/3작은술

이렇게 만들어요

1 잡곡은 씻어서 물에 1시간 정도 불린다. 2 불린 잡곡을 건져서 밥솥
에 안치고 강황가루를 넣고 물을 부어 밥을 짓는다.

돼지고기 아스파라거스말이 +
곤약 검은콩조림 + 브로콜리 느타리무침 + 콜리플라워밥

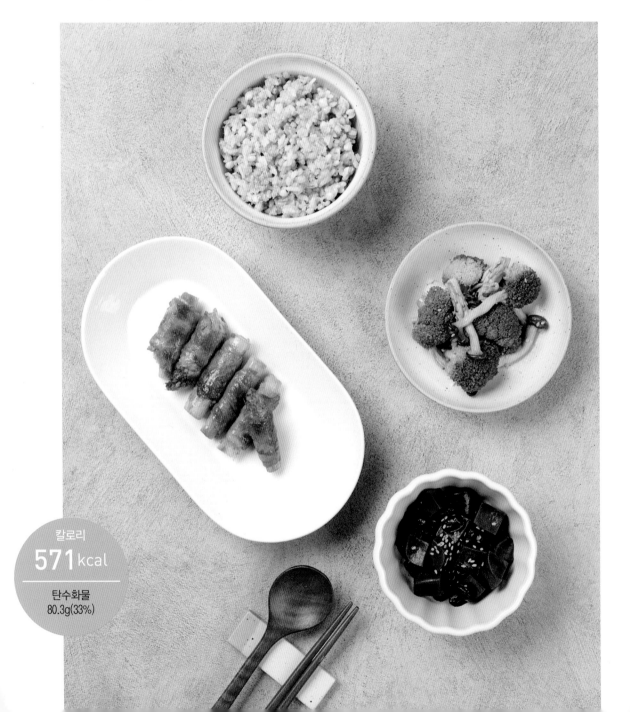

칼로리
571kcal

탄수화물
80.3g(33%)

돼지고기를 식이섬유가 풍부한 아스파라거스에 돌돌 말아 만든 돼지고기 아스파라거스말이 한 상 차림입니다. 단백질이 풍부한 곤약 검은콩조림과 비타민이 풍부한 브로콜리 느타리무침을 곁들이면 혈당 조절을 도와주는 완벽한 한 끼가 완성됩니다.

돼지고기 아스파라거스말이

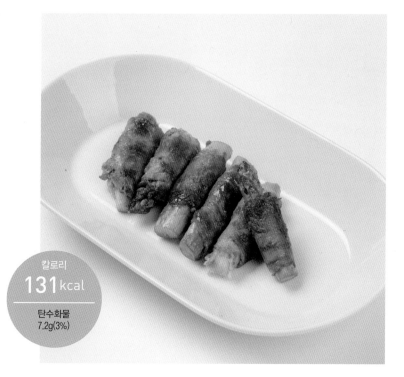

칼로리
131kcal

탄수화물
7.2g(3%)

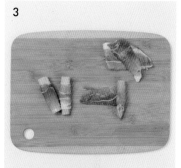

3

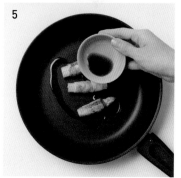

5

재료

돼지고기 앞다리살
(샤부샤부용) 40g
아스파라거스 40g

간장조림 양념 1큰술*

밀가루 조금
식용유 조금

돼지고기 밑간
청주 1작은술
후춧가루 1/4작은술

이렇게 만들어요

1 돼지고기는 청주와 후춧가루로 밑간한다.

2 아스파라거스는 밑동을 자른 뒤 5cm 길이로 썰어 밀가루를 뿌려둔다.

3 돼지고기로 아스파라거스를 돌돌 만다.

4 달군 팬에 식용유를 두르고 돼지고기 아스파라거스말이를 돌려가며 굽는다.

5 돼지고기가 노릇하게 익으면 간장조림 양념을 부어 간이 배게 조린다.

* 간장조림 양념(p.70 참조) : 간장 8g, 올리고당 6g, 다진 마늘 1g

곤약 검은콩조림

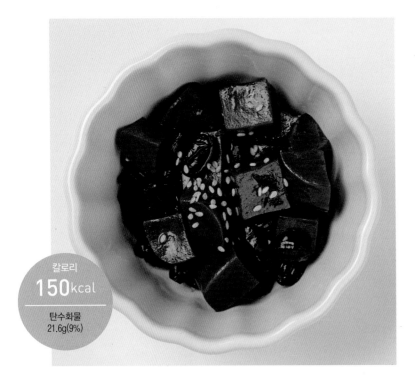

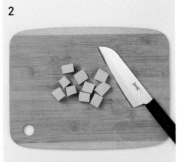

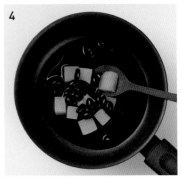

칼로리
150kcal

탄수화물
21.6g(9%)

재료

묵곤약 50g
검은콩 20g
간장조림 양념 3큰술*

물 1/3컵
통깨 조금

이렇게 만들어요

1 검은콩은 2시간 이상 물에 담가 불린 뒤 체에 건져 물기를 뺀다.

2 묵곤약은 먹기 좋은 크기로 깍둑썰기 한다.

3 냄비에 간장조림 양념과 물을 넣고 한소끔 끓인다.

4 양념이 끓어오르면 검은콩과 곤약을 넣고 약한 불에서 자작하게 조린다.

5 콩이 통통하게 익고 양념이 절반이 되면 불에서 내리고 통깨를 뿌린다.

* 간장조림 양념(p.70 참조) : 간장 8g, 올리고당 6g, 다진 마늘 1g

브로콜리 느타리무침

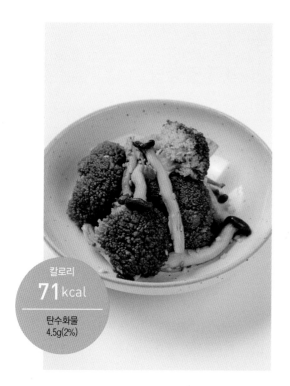

칼로리
71kcal

탄수화물
4.5g(2%)

재료

브로콜리 40g
느타리버섯 30g

양념
참기름 1작은술
다진 마늘 1/2작은술
소금 조금
통깨 조금

이렇게 만들어요

1 브로콜리는 작은 송이로 나누고 느타리버섯은 길게 찢는다.

2 브로콜리와 느타리버섯은 끓는 물에 데친 뒤 건져 낸다. 브로콜리는 물기를 털어내고 느타리버섯은 적당히 물기를 짠다.

3 볼에 한 김 식힌 브로콜리와 느타리버섯, 양념을 넣고 조물조물 무친다.

콜리플라워밥

칼로리
219kcal

탄수화물
47g(19%)

재료 콜리플라워 30g, 백미 30g, 보리 15g, 율무 10g, 퀴노아 5g

이렇게 만들어요

1 콜리플라워는 흐르는 물에 씻은 뒤 믹서에 넣어 굵게 간다. 2 잡곡은 물에 씻은 뒤 건진다. 3 밥솥에 콜리플라워와 잡곡을 안치고 물을 부어 밥을 짓는다.

돼지고기 우엉고추장볶음 +
양배추와 강된장 + 영양부추 겨자무침 + 귀리 영양밥

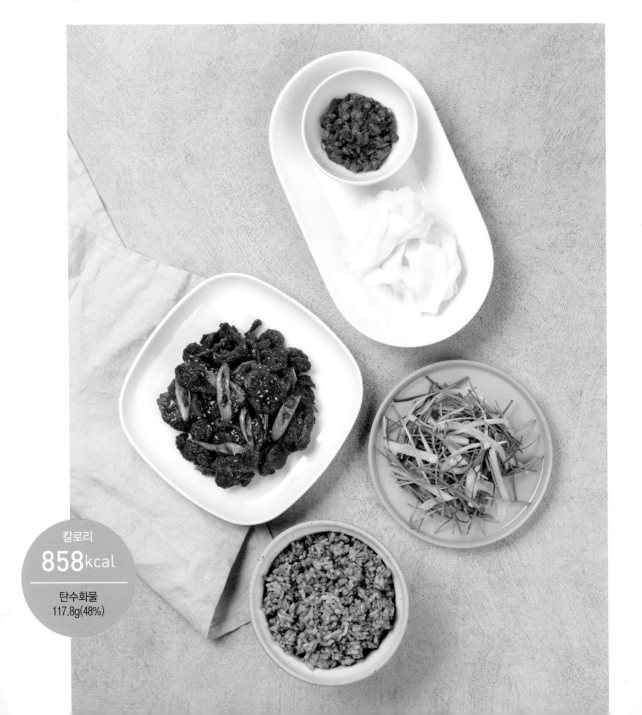

칼로리
858kcal

탄수화물
117.8g(48%)

돼지고기 우엉고추장볶음과 찐 양배추, 강된장으로 차린 든든한 한 상 차림입니다. 우엉과 양배추는 식이섬유가 풍부해 이상지질혈증을 막고 혈당 조절을 도와 당뇨 환자에게 좋아요. 영양부추 겨자무침까지 더해 구수하고 맛있는 건강 밥상을 즐겨보세요.

돼지고기 우엉고추장볶음

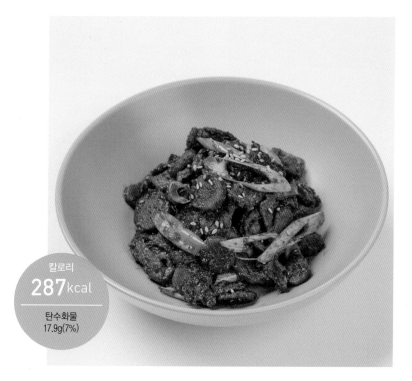

칼로리
287kcal

탄수화물
17.9g(7%)

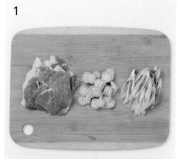

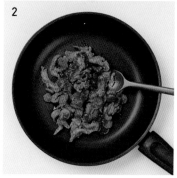

재료

돼지고기 뒷다리살 80g
우엉 40g
대파 20g
매운볶음 양념 2큰술*

식용유 조금
통깨 조금

이렇게 만들어요

1 돼지고기는 살코기를 준비해 먹기 좋은 크기로 썬다. 우엉은 동글썰기 하고, 대파는 어슷하게 썬다.

2 돼지고기에 매운볶음 양념으로 버무려 잰다.

3 달군 팬에 식용유를 두르고 양념한 돼지고기와 우엉을 넣어 고루 섞어가며 볶는다.

4 고기가 익으면 대파를 넣고 좀 더 볶다가 불을 끄고 통깨를 뿌린다.

* 매운볶음 양념(p.71 참조) : 고추장 · 간장 6g씩, 양파 · 사과 · 올리고당 4g씩, 다진 마늘 · 고춧가루 2g씩, 생강 · 맛술 · 나트비아 1g씩

양배추와 강된장

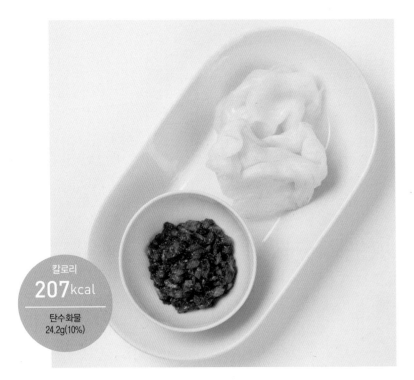

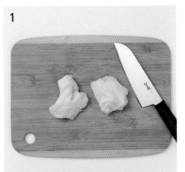

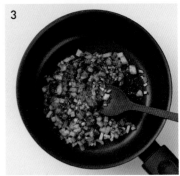

칼로리
207kcal

탄수화물
24.2g(10%)

재료

양배추 100g

강된장
새송이버섯 20g
양파 20g
된장 1큰술
고추장 1/2큰술
다진 마늘 1작은술
들기름 1작은술
물 2큰술

이렇게 만들어요

1 양배추는 큼직하게 썬 뒤 찜통에 안쳐서 찐다.

2 새송이버섯과 양파는 굵게 다진다.

3 냄비에 새송이버섯과 양파, 물을 넣어 볶다가 된장, 고추장, 다진 마늘을 넣고 고루 뒤적여가며 볶는다.

4 불에서 내리면 들기름을 넣고 고루 섞어 양배추와 곁들여 낸다.

영양부추 겨자무침

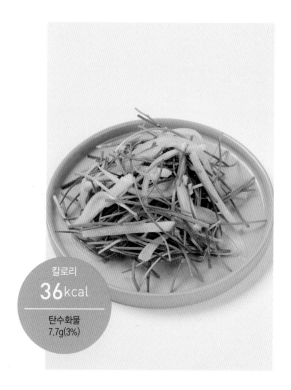

칼로리
36kcal

탄수화물
7.7g(3%)

재료

영양부추 20g
배 20g
양파 20g
당근 5g

양념
식초 1작은술
올리고당 1/2작은술
연겨자 · 다진 마늘 조금씩
소금 조금

이렇게 만들어요

1 영양부추는 5cm 길이로 썰고, 배와 양파, 당근은 가늘게 채 썬다.

2 양파는 물에 담가 매운맛을 빼고 체에 밭쳐 물기를 뺀다.

3 양념 재료를 한데 넣고 고루 섞는다.

4 볼에 영양부추와 배, 양파, 당근, 양념을 넣고 조물조물 무친다.

귀리 영양밥

칼로리
328kcal

탄수화물
68g(28%)

재료 보리 30g, 귀리 25g, 현미 20g, 백미 20g, 수수 20g, 퀴노아 5g

이렇게 만들어요

1 잡곡은 씻어서 물에 1시간 정도 불린다. 2 불린 잡곡을 건져서 밥솥에 안치고 물을 부어 밥을 짓는다.

쇠고기 두부간장구이 +
들깨 고사리볶음 + 상추 쑥갓생채 + 렌틸콩밥

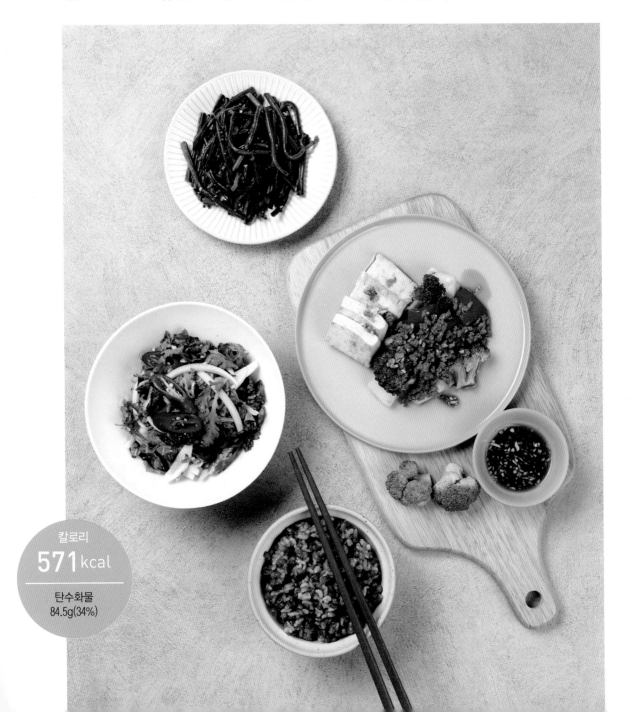

칼로리
571kcal

탄수화물
84.5g(34%)

대표적인 고단백 식품인 쇠고기 두부간장구이로 차린 한 상 차림입니다. 노릇하게 구운 두부와 채소에 짭조름하게 볶은 쇠고기를 곁들여 맛과 영양이 풍부해요. 미네랄이 풍부한 고사리볶음과 상큼한 상추 쑥갓생채를 곁들이면 단백질과 비타민이 풍부한 한 끼가 완성됩니다.

쇠고기 두부간장구이

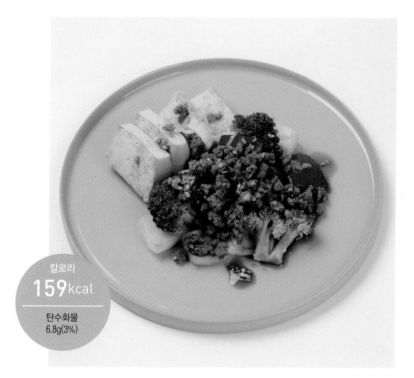

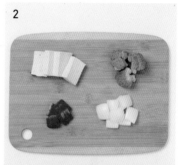

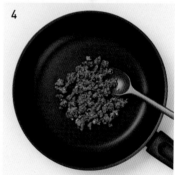

칼로리
159kcal

탄수화물
6.8g(3%)

재료

다진 쇠고기 40g
두부 80g
양파 · 브로콜리 20g씩
빨강 파프리카 10g
식용유 조금

쇠고기 밑간
간장 1작은술
올리고당 1/2작은술
다진 마늘 · 후춧가루 · 참기름 조금씩

간장조림 양념 1/2큰술*

다진 대파 조금

이렇게 만들어요

1 다진 쇠고기에 밑간한 뒤 10분간 잰다.

2 두부는 도톰하고 납작하게 썰고 양파와 파프리카는 네모지게 썬다. 브로콜리는 작은 송이로 잘라 끓는 물에 데친다.

3 달군 팬에 식용유를 두르고 두부를 노릇하게 구운 뒤 양파, 파프리카, 쇠고기를 각각 볶는다.

4 접시에 구운 두부와 채소, 쇠고기를 담고 간장조림 양념에 다진 대파를 섞어 두부구이에 곁들인다.

* 간장조림 양념(p.70 참조) : 간장 4g, 올리고당 3g, 다진 마늘 · 다진 대파 조금

들깨 고사리볶음

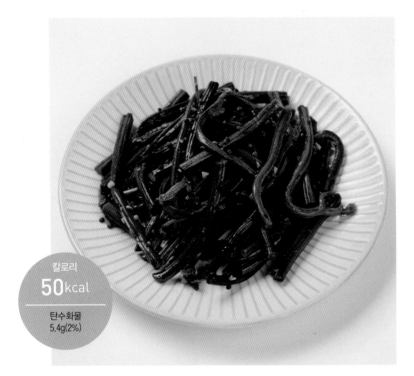

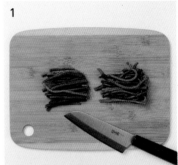

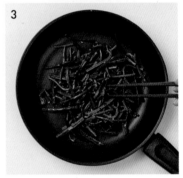

칼로리
50kcal

탄수화물
5.4g(2%)

재료

고사리 70g
간장 1작은술
다진 마늘 1/3작은술
들기름 조금
들깨 조금
식용유 조금

이렇게 만들어요

1 고사리는 끓는 물에 15분 정도 삶아 한입 크기로 썬다.

2 삶은 고사리에 간장, 다진 마늘, 들기름을 넣어 조물조물 간이 배게 무친다.

3 달군 팬에 식용유를 두르고 양념한 고사리를 뒤적여가며 볶다가 중약불에서 뜸을 들인다.

4 마지막에 들깨를 넣고 고루 섞어 맛을 낸다.

상추 쑥갓생채

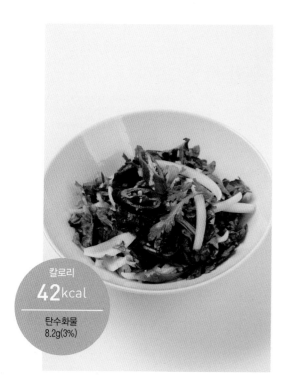

칼로리
42kcal

탄수화물
8.2g(3%)

재료

상추 40g
쑥갓 20g
양파 10g
붉은 고추 9g
청양고추 3g

초무침 양념 1큰술*

* 초무침 양념(p.71 참조) : 식초 6g, 올리고당 · 다진 마늘 3g, 고춧
가루 2g, 소금 1g

이렇게 만들어요

1 상추와 쑥갓은 한입 크기로 썰고, 양파는 채 썬다.
붉은 고추와 청양고추는 어슷하게 썬다.

2 준비한 채소에 초무침 양념을 넣고 고루 버무린다.

렌틸콩밥

칼로리
320kcal

탄수화물
64g(26%)

재료 렌틸콩 20g, 녹두 20g, 현미 20g, 백미 20g, 귀리 10g

이렇게 만들어요

1 잡곡은 씻어서 물에 1시간 정도 불린다. 2 불린 잡곡을 건져서 밥솥
에 안치고 물을 부어 밥을 짓는다.

허브 닭다리살구이 +

우엉조림 + 오이고추 된장무침 + 비트 무밥

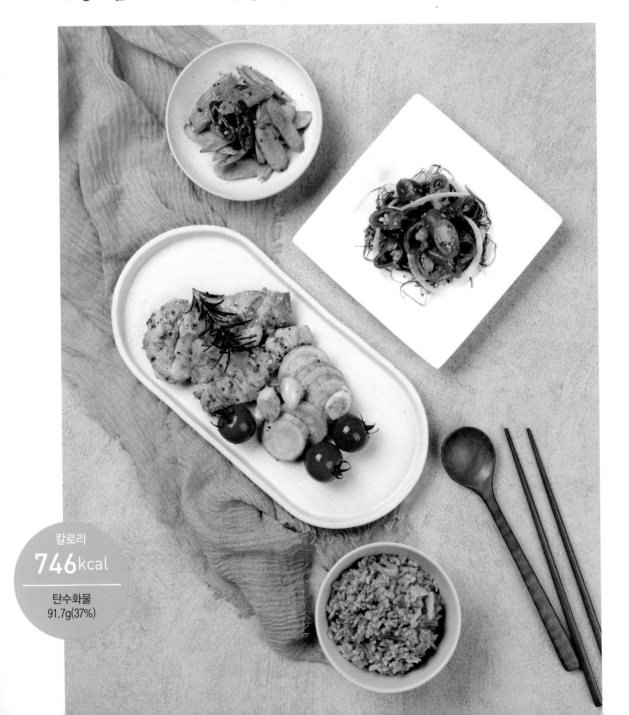

칼로리
746kcal

탄수화물
91.7g(37%)

향긋하고 부드러운 허브 닭다리살구이 한 상을 준비해보세요. 닭다리살 두 쪽이면 한 끼에 필요한 단백질을 모두 보충할 수 있습니다. 천연 인슐린이 들어있는 우엉조림과 식이섬유가 풍부한 오이고추 된장무침을 함께 내면 완벽한 당뇨 맞춤식이 됩니다.

허브 닭다리살구이

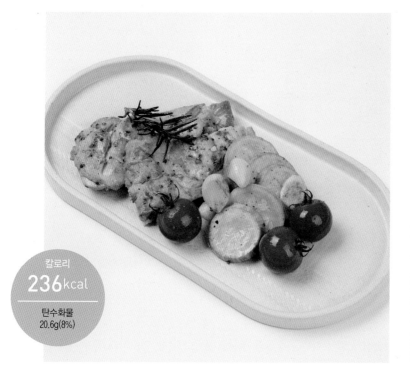

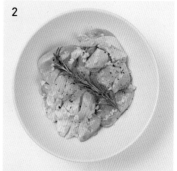

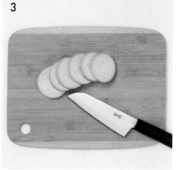

칼로리
236kcal

탄수화물
20.6g(8%)

재료

닭다리살 200g
마늘 4개
애호박 50g
방울토마토 3개
로즈메리 1줄기
식용유 조금

닭다리살 밑간
올리브오일 1/2큰술
다진 마늘 1작은술
소금 1작은술
맛술 1작은술
후춧가루 조금

이렇게 만들어요

1 닭다리살 밑간 재료를 골고루 섞는다.

2 닭다리살은 껍질을 벗기고 칼집을 낸 뒤 밑간으로 버무려 30분간 잰다.

3 애호박은 0.5cm 두께로 썬다.

4 달군 팬에 식용유를 두르고 닭다리살과 마늘을 올려 앞뒤로 뒤집어가며 굽는다. 닭다리살이 속까지 잘 익으면 애호박을 넣어 굽는다.

5 접시에 닭다리살과 마늘, 애호박을 담고 방울토마토를 곁들여 낸다.

··· 에어프라이어나 오븐에 조리하면 기름 섭취를 줄일 수 있어요.

우엉조림

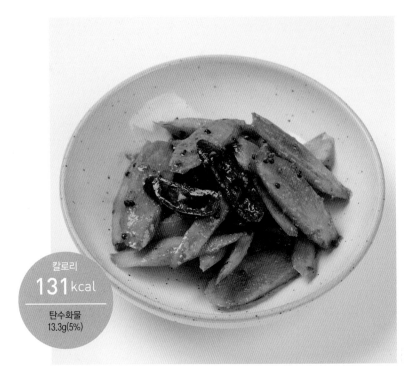

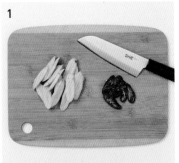

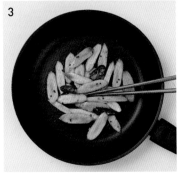

칼로리
131kcal

탄수화물
13.3g(5%)

재료

우엉 50g
붉은 고추 2g
간장 1작은술
올리고당 1/2작은술
물 1큰술
식용유 조금

들깨 양념
거피들깻가루 1/2큰술
들깨 조금
들기름 조금

이렇게 만들어요

1 우엉은 어슷하게 썰어 식촛물에 살짝 데치고 붉은 고추는 어슷하게 썰어 씨를 턴다.

2 달군 팬에 식용유를 두르고 우엉을 볶다가 간장, 올리고당, 물을 넣어 섞고 눌러 붙지 않게 뒤적여가며 조린다.

3 우엉이 아삭하게 익으면 거피들깻가루, 들깨, 들기름, 붉은 고추를 넣어 섞는다.

⋯ 우엉은 식촛물에 살짝 데치거나 식촛물에 담갔다가 조리하면 아린 맛을 없애고 갈변을 방지할 수 있어요.

오이고추 된장무침

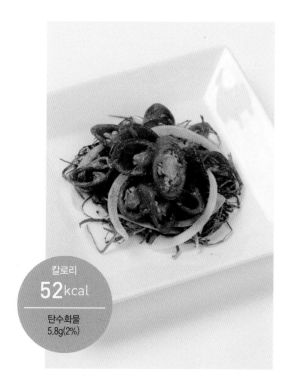

칼로리
52kcal

탄수화물
5.8g(2%)

재료

오이고추 50g
양파 10g
깻잎 5g

된장무침 양념 1½큰술*

들기름 조금
들깨 조금

* 된장무침 양념(p.72 참조) : 된장 6g, 물 7g, 고추장 · 다진 표고버섯
다진 대파 2g씩, 다진 마늘 · 다진 양파 1g씩

이렇게 만들어요

1 오이고추는 어슷하게 썰고, 양파와 깻잎은 가늘게
채 썰어 찬물에 담갔다가 체에 밭쳐 물기를 뺀다.

2 오이고추에 된장무침 양념을 넣어 고루 섞는다.

3 깻잎과 양파를 들기름, 들깨로 무쳐 접시에 깔고
오이고추 무침을 올린다.

비트 무밥

칼로리

327kcal

탄수화물
52g(21%)

재료 보리 25g, 무 20g, 백미 20g, 찰현미 20g, 비트 5g

이렇게 만들어요

1 백미와 찰현미, 보리는 물에 씻어 1시간 정도 불린다. 2 무와 비트는
껍질을 벗겨 채 썬다. 3 밥솥에 불린 잡곡과 채 썬 무, 비트를 안치고 물
을 부어 고루 섞은 뒤 밥을 짓는다. 물 양은 평소보다 10% 적게 넣는다.

닭가슴살 고추장볶음 +
노각볶음 + 흰목이버섯 냉채 + 콜리플라워밥

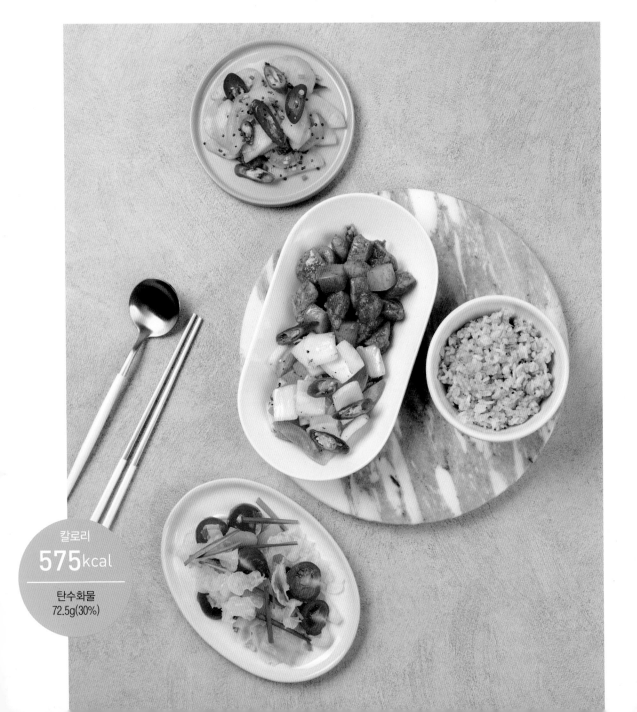

칼로리
575kcal

탄수화물
72.5g(30%)

닭가슴살 고추장볶음과 들기름으로 고소하게 볶은 노각볶음, 새콤달콤하게 무친 흰목이버섯 냉채의 맛이 잘 어우러진 한 상 차림입니다. 냉채에 쓰인 흰목이버섯은 비타민 D 함량이 특히 높아 뼈와 치아를 건강하게 하고 면역력 증진에 도움을 줍니다.

닭가슴살 고추장볶음

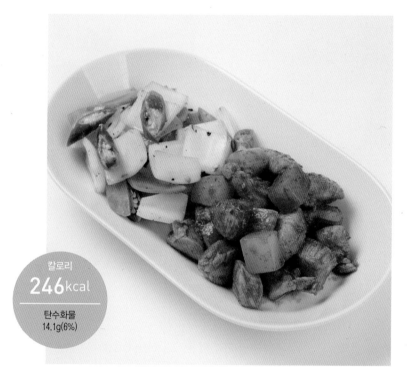

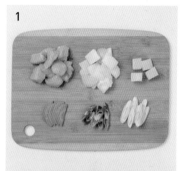

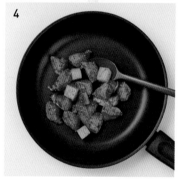

칼로리
246kcal

탄수화물
14.1g(6%)

재료

닭가슴살 80g
묵곤약 20g
양파 50g
당근 5g
대파 5g
청양고추 2g
매운볶음 양념 1½큰술*

올리브오일 조금
소금 조금
후춧가루 조금

이렇게 만들어요

1 닭가슴살은 한입 크기로 썰고, 묵곤약은 작게 깍둑썰기 한다. 당근은 반 갈라 반달 모양으로 썰고 양파는 네모지게 썬다. 청양고추, 대파는 어슷하게 썬다.

2 닭가슴살은 매운볶음 양념으로 버무려 밑간한다.

3 달군 팬에 올리브오일을 두른 뒤 양파, 당근, 청양고추, 대파를 넣고 소금, 후춧가루로 간하여 볶는다.

4 또 다른 팬에 양념한 닭가슴살과 곤약을 넣고 중불에서 고루 뒤적여가며 볶는다.

5 닭가슴살, 곤약을 접시에 담고 볶은 채소를 옆에 가지런히 담는다.

* 매운볶음 양념(p.71 참조) : 고추장 5g, 간장 4g, 사과 · 양파 · 올리고당 3g씩, 마늘 · 생강 · 맛술 · 고춧가루 · 나트비아 1g씩

노각볶음

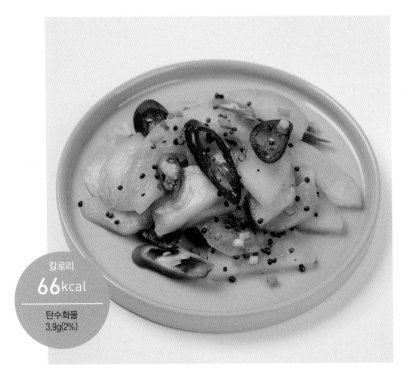

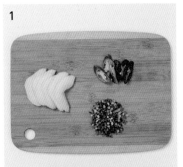

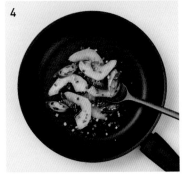

칼로리
66kcal

탄수화물
3.9g(2%)

재료

노각 50g
실파 5g
풋고추 2g
붉은 고추 2g
소금 1작은술

양념
들기름 1작은술
간장 1/2작은술
올리고당 1/2작은술
들깨 조금

이렇게 만들어요

1 노각은 껍질을 벗기고 반 갈라 속을 파낸 뒤 반달 모양으로 썬다. 풋고추와 붉은 고추는 어슷하게 썰고, 실파는 송송 썬다.

2 노각은 소금을 뿌려 20~30분 정도 절인다. 절인 노각은 물에 헹구고 물기를 꼭 짠다.

3 양념 재료를 한데 넣고 골고루 섞는다.

4 달군 팬에 노각과 고추, 실파를 넣고 양념을 해서 뒤적여가며 볶는다.

흰목이버섯 냉채

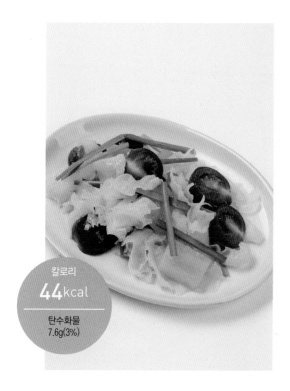

칼로리
44kcal

탄수화물
7.6g(3%)

재료

흰목이버섯 50g
노랑 파프리카 20g
부추 5g
방울토마토 3개

소스
식초 1작은술
올리고당 1작은술
연겨자 · 다진 마늘 조금씩
소금 조금

이렇게 만들어요

1 흰목이버섯은 물에 불렸다가 끓는 물에 살짝 데
   쳐 한입 크기로 자른다.

2 파프리카는 네모지게 썰고, 부추는 5cm 길이로 썬
   다. 방울토마토는 반 자른다.

3 소스 재료를 한데 넣고 고루 섞는다.

4 준비한 재료에 소스를 넣고 조물조물 무친다.

콜리플라워밥

칼로리
219kcal

탄수화물
47g(19%)

재료 콜리플라워 30g, 백미 30g, 보리 15g, 율무 10g, 퀴노아 5g

이렇게 만들어요

1 콜리플라워는 흐르는 물에 씻은 뒤 믹서에 넣어 굵게 간다. 2 잡곡은
물에 씻은 뒤 건진다. 3 밥솥에 불린 잡곡과 콜리플라워를 안치고 물
을 부어 밥을 짓는다.

테리야키 닭꼬치 +
묵은지 들기름볶음 + 샬롯 샐러드 + 곤약 흑미밥

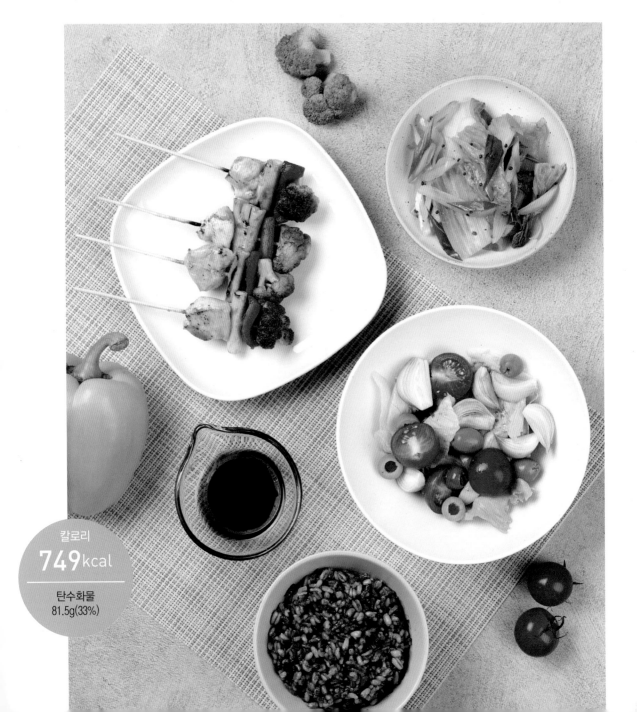

칼로리
749kcal

탄수화물
81.5g(33%)

남녀노소 누구나 좋아하는 달콤 짭짤한 닭꼬치 한 상 차림입니다. 양파보다 항산화 성분이 두 배 이상 들어있는 샬롯으로 샐러드를 만들고 짠맛을 뺀 묵은지를 들기름에 볶아 함께 곁들여보세요. 다양한 맛이 어우러진 한 상을 차릴 수 있어요.

테리야키 닭꼬치

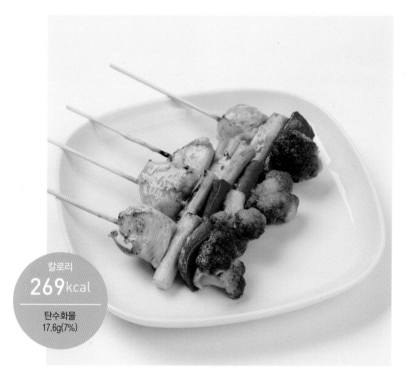

칼로리
269kcal

탄수화물
17.6g(7%)

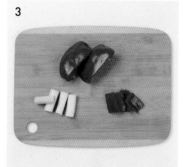

3

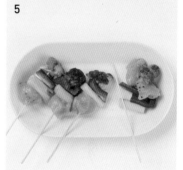

5

재료

닭가슴살 80g
대파(흰 부분) 30g
브로콜리 75g
빨강 파프리카 15g
소금 · 후춧가루 · 식용유
조금씩

테리야키 소스
간장 · 맛술 1큰술씩
올리고당 1/2큰술
다진 마늘 1/3작은술
후춧가루 조금
감자전분 조금

대나무 꼬치 4개

이렇게 만들어요

1 닭가슴살은 칼등으로 두드린 뒤 한입 크기로 썰어 소금과 후춧가루로 밑간한다.

2 브로콜리는 작은 송이로 잘라 끓는 물에 살짝 데친 뒤 물기를 턴다.

3 파프리카는 네모지게 썰고 대파는 3cm 길이로 썬다.

4 테리야키 소스 재료를 한데 넣고 골고루 섞는다.

5 대나무 꼬치에 닭가슴살, 대파, 파프리카, 브로콜리 순으로 번갈아 꽂은 뒤 테리야키 소스를 솔로 골고루 바른다.

6 달군 팬에 식용유를 조금 두르고 닭꼬치를 올려 앞뒤로 뒤집어가며 익힌다.

묵은지 들기름볶음

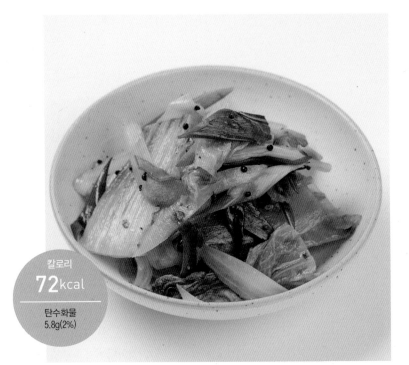

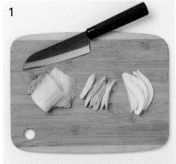

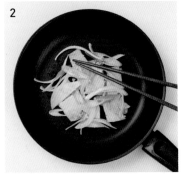

칼로리
72kcal

탄수화물
5.8g(2%)

재료

묵은지 50g
양파 20g
대파 10g
다진 마늘 1작은술
들기름 1작은술
들깨 조금

이렇게 만들어요

1 묵은지는 소를 털어내고 찬물에 헹군 다음 물기를 꼭 짜 한입 크기로 썬다. 양파는 채 썰고 대파는 어슷하게 썬다.

2 달군 팬에 들기름을 두르고 묵은지를 볶다가 양파, 대파, 다진 마늘을 넣고 좀 더 볶는다.

3 마지막에 들깨를 뿌려 잘 섞는다.

샬롯 샐러드

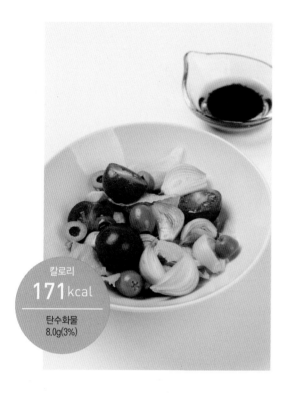

칼로리
171kcal

탄수화물
8.0g(3%)

재료

양상추 20g
샬롯 1개
방울토마토 3개
그린올리브 5알

발사믹드레싱
올리브오일 1큰술
발사믹식초 1큰술
레몬즙 1작은술
소금 조금

이렇게 만들어요

1 양상추는 한입 크기로 찢어 찬물에 담갔다가 체에 밭쳐 물기를 뺀다.

2 샬롯은 껍질을 벗겨 4등분하고, 방울토마토는 반 자른다.

3 준비한 재료를 접시에 담고 드레싱을 만들어 끼얹는다.

곤약 흑미밥

칼로리
237kcal

탄수화물
50g(20%)

재료 곤약쌀 25g, 현미 20g, 귀리 20g, 백미 20g, 흑미 5g

이렇게 만들어요

1 잡곡은 씻어서 물에 1시간 정도 불리고 곤약쌀은 흐르는 물에 2~3번 씻는다. 2 불린 잡곡을 건져서 곤약쌀과 섞은 뒤 밥솥에 안치고 물을 부어 밥을 짓는다.

가지 닭가슴살샐러드 +

더덕구이 + 들깨 무나물볶음 + 보리 강황밥

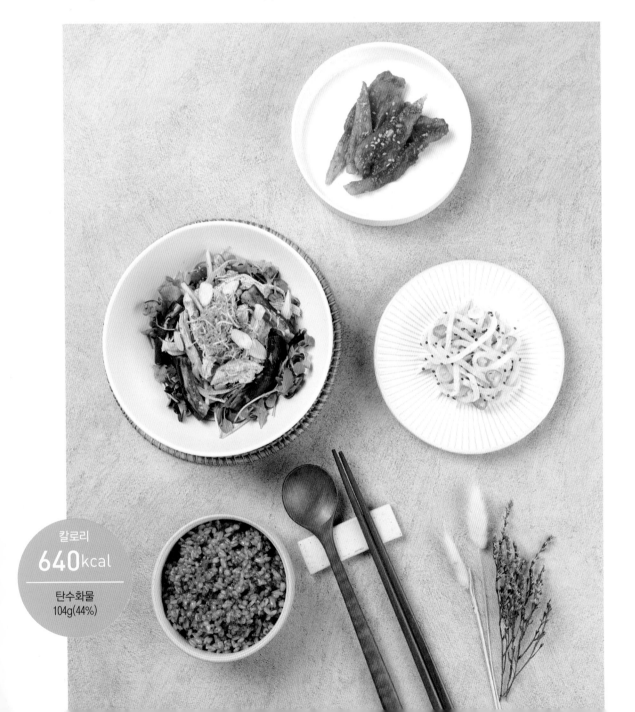

칼로리
640kcal

탄수화물
104g(44%)

닭가슴살과 안토시아닌이 풍부한 가지를 무쳐 새싹채소와 곁들여 먹는 샐러드 한 상 차림입니다. 사포닌이 풍부한 더덕구이와 불포화지방산이 많은 들깨를 넣어 볶은 무나물볶음을 곁들이면 혈관 건강까지 챙길 수 있어요.

가지 닭가슴살샐러드

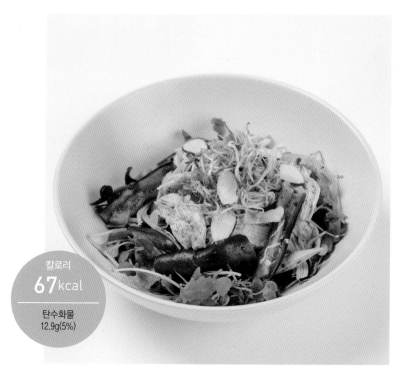

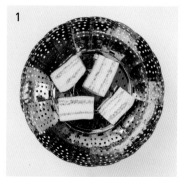

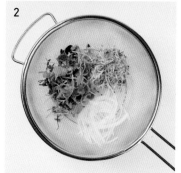

칼로리
67kcal

탄수화물
12.9g(5%)

재료

닭가슴살 80g
가지 35g
어린잎채소 20g
양파 15g
새싹채소 5g
슬라이스 아몬드 조금

드레싱

식초 2/3큰술
올리고당 1/2큰술
다진 마늘 1/2작은술
고춧가루 1/2작은술
소금 조금

이렇게 만들어요

1 가지는 반 갈라 5cm 길이로 썬 다음 찜통에서 5분간 찐다.

2 양파는 채 썬 뒤 찬물에 담가 매운맛을 빼고, 어린잎채소와 새싹채소는 찬물에 헹군 뒤 체에 받쳐 물기를 뺀다.

3 드레싱 재료를 한데 넣고 골고루 섞는다.

4 닭가슴살에 가지, 양파, 드레싱을 넣어 고루 버무린다.

5 접시에 어린잎채소를 담고 ④의 닭가슴살, 새싹채소, 슬라이스 아몬드를 올린다.

더덕구이

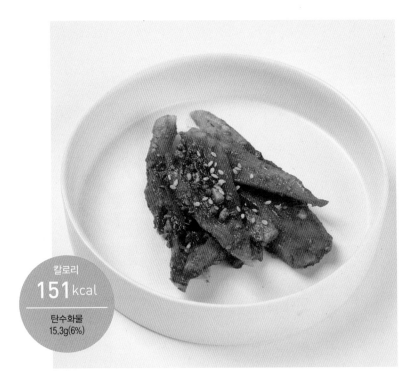

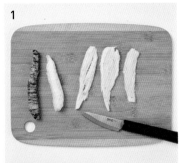

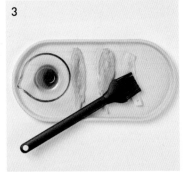

칼로리
151kcal

탄수화물
15.3g(6%)

재료

더덕 50g

기름장
참기름 1/2큰술
간장 1/2작은술

고추장 양념
고추장 2/3큰술
올리고당 1작은술
다진 마늘 1/3작은술
참기름 1/3작은술
통깨 조금

이렇게 만들어요

1 더덕 껍질을 칼로 뜯어내듯 벗긴 뒤 길게 반 자른다. 자른 더덕은 방망이로 두들겨 납작하게 편다.

2 기름장 재료와 고추장 양념 재료를 각각 섞어둔다.

3 솔에 기름장을 묻혀 더덕 앞뒤로 고루 바른 뒤 달군 팬에 살짝 굽는다.

4 애벌구이한 더덕에 고추장 양념을 발라가며 앞뒤로 한 번 더 굽는다.

··· 더덕은 칼집을 깊게 내 방망이로 두드리면 잘 펴져요.

들깨 무나물볶음

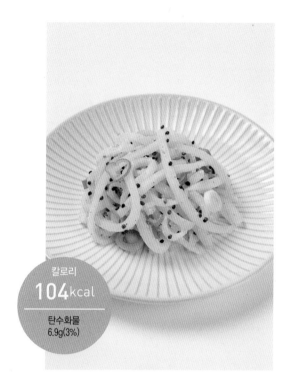

칼로리
104kcal

탄수화물
6.9g(3%)

재료

무 70g
대파 조금
들깻가루 1/2큰술
들기름 1작은술
다진 마늘 1/3작은술
물 35mL
들깨 조금
소금 조금

이렇게 만들어요

1 무는 길게 채 썰고, 대파는 송송 썬다.

2 달군 팬에 들기름을 두르고 무채를 볶다가 숨이 죽으면 소금과 다진 마늘을 넣어 간한다.

3 물을 붓고 뚜껑을 덮어 약한 불에서 무가 부드러워질 때까지 익힌다.

4 들깻가루와 들깨, 대파를 넣어 고루 섞는다.

보리 강황밥

칼로리
318kcal

탄수화물
69g(28%)

재료 보리 30g, 수수 20g, 귀리 20g, 백미 20g, 강황가루 1/3작은술

이렇게 만들어요

1 잡곡은 씻어서 물에 1시간 정도 불린다. 2 불린 잡곡을 건져 밥솥에 안치고 강황가루를 넣고 물을 부어 밥을 짓는다.

오리 단호박볶음 +
건새우 무조림 + 부추생채 + 귀리 영양밥

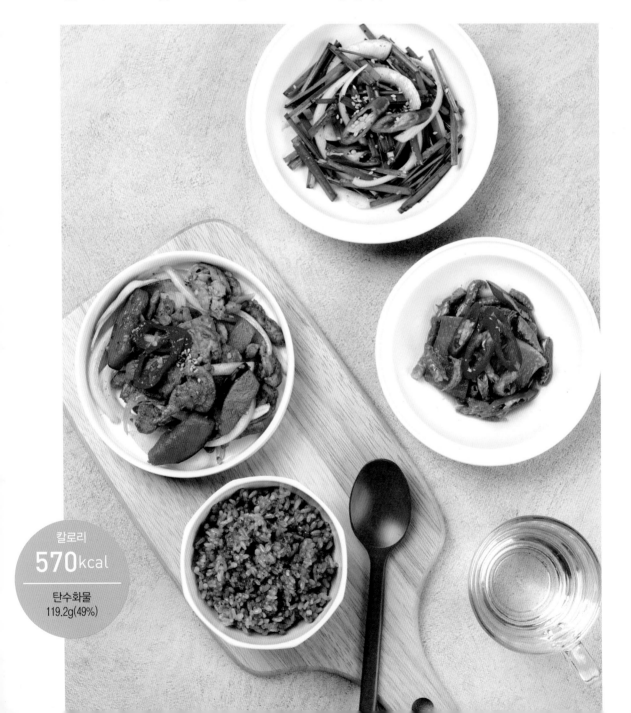

칼로리
570kcal

탄수화물
119.2g(49%)

불포화지방산이 풍부한 오리와 단호박이 조화를 이룬 한 상 차림입니다. 오리고기와 부추를 함께 섭취하면 오리고기의 비타민 B군 흡수율이 높아져요. 칼슘과 타우린, 필수 아미노산이 풍부한 건새우로 매콤짭짤한 무조림을 만들어 귀리 영양밥에 곁들여보세요.

오리 단호박볶음

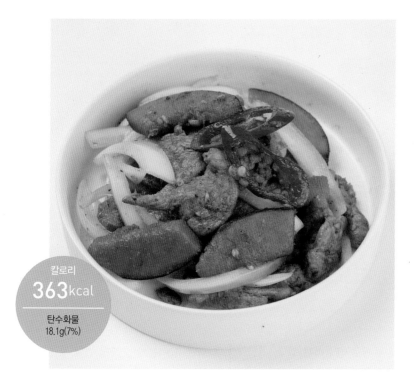

칼로리
363kcal

탄수화물
18.1g(7%)

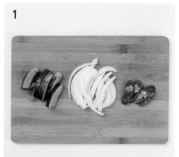

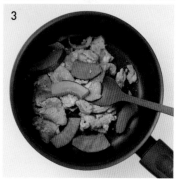

재료

오리고기 80g
단호박 60g
양파 50g
붉은 고추 조금
참기름 ·통깨 조금씩
식용유 조금

오리고기 밑간

맛술 1작은술
다진 마늘 1/2작은술
소금 조금
후춧가루 조금

이렇게 만들어요

1 단호박은 속을 파내고 도톰하게 썬다. 양파는 채 썰고 붉은 고추는 어슷하게 썬다.

2 오리고기는 껍질을 벗기고 밑간해 30분 정도 잰다.

3 달군 팬에 식용유를 조금 두르고 밑간한 오리고기와 단호박을 볶는다.

4 오리고기가 반쯤 익으면 양파와 붉은 고추를 넣고 볶는다. 불을 끄고 참기름과 통깨를 넣어 마무리한다.

건새우 무조림

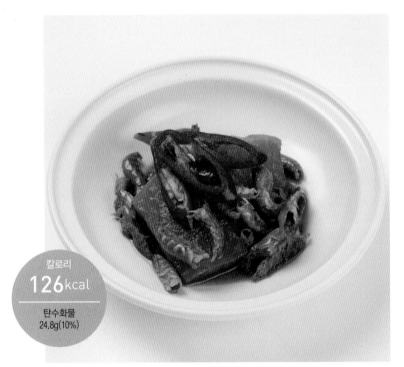

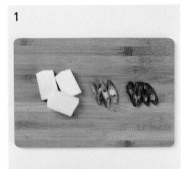

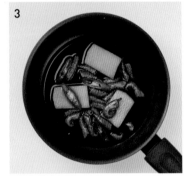

칼로리
126kcal

탄수화물
24.8g(10%)

재료

무 70g
마른새우 7g
물 50mL

간장조림 양념 2큰술*

청양고추 조금
붉은 고추 조금

이렇게 만들어요

1 무는 1cm 두께로 큼직하게 썰고, 청양고추와 붉은 고추는 어슷하게 썬다.

2 냄비에 마른새우, 간장조림 양념, 물을 넣고 한소끔 끓인다.

3 양념이 끓어오르면 무, 청양고추를 넣고 자작하게 조린다.

4 불에서 내려 접시에 담고 붉은 고추를 올린다.

* 간장조림 양념(p.70 참조) : 간장 16g, 올리고당 12g, 다진 마늘 2g

부추생채

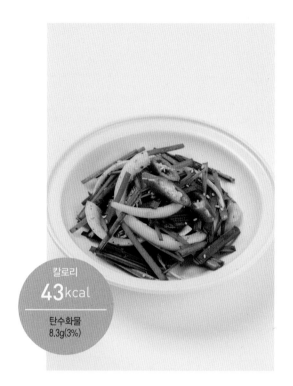

칼로리
43kcal

탄수화물
8.3g(3%)

재료

부추 30g
양파 20g
청양고추 5g

초무침 양념 1큰술*

고춧가루 1/2작은술
통깨 조금

* 초무침 양념(p.71 참조) : 식초 6g, 올리고당 · 다진 마늘 3g씩, 고
춧가루 2g, 소금 1g

이렇게 만들어요

1 부추는 4cm 길이로 썰고, 양파는 채 썬다. 청양
고추는 어슷하게 썬다.

2 준비한 채소에 초무침 양념과 고춧가루를 넣어 고
루 버무린다. 마지막에 통깨를 뿌려 맛을 낸다.

귀리 영양밥

칼로리
328kcal

탄수화물
68g(28%)

재료 보리 30g, 귀리 25g, 현미 20g, 백미 20g, 수수 20g, 퀴노아 5g

이렇게 만들어요
1 잡곡은 씻어서 물에 1시간 정도 불린다. 2 불린 잡곡을 건져서 밥
솥에 안치고 물을 부어 밥을 짓는다.

쇠고기 낙지볶음 +
미역줄기볶음 + 콩나물무침 + 비트 무밥

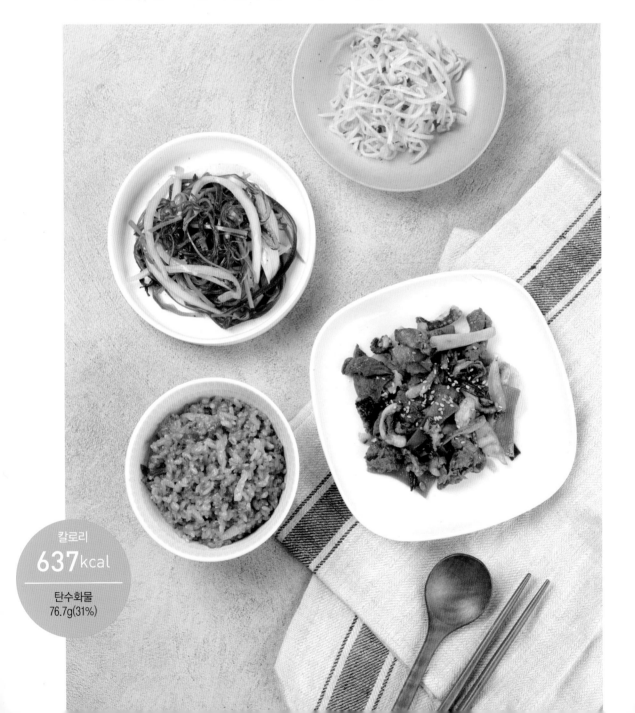

칼로리
637kcal

탄수화물
76.7g(31%)

설탕 없이 배와 양파를 갈아 넣은 비법 양념으로 맛을 낸 쇠고기 낙지볶음 한 상 차림입니다. 낙지는 타우린이 풍부해 피로해소에 도움을 줍니다. 여기에 식이섬유가 풍부한 미역줄기볶음과 콩나물무침을 곁들이면 비타민과 미네랄도 골고루 섭취할 수 있어요.

쇠고기 낙지볶음

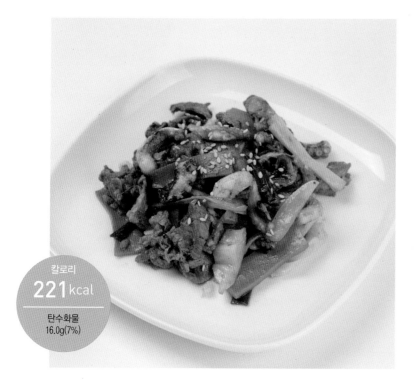

칼로리
221kcal

탄수화물
16.0g(7%)

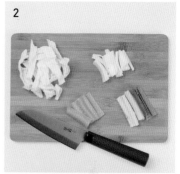

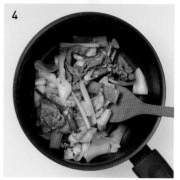

재료

쇠고기(불고기용) 70g
낙지 70g
양배추 30g
양파 20g
당근 10g
대파 조금

간장볶음 양념 3큰술*

식용유 조금

이렇게 만들어요

1 쇠고기는 한입 크기로 썰어 간장볶음 양념 1큰술을 넣어 밑간한다. 낙지는 손질해 먹기 좋은 크기로 썬다.

2 양배추, 양파, 당근은 길게 자르고 대파는 5cm 길이로 썬다.

3 달군 팬에 식용유를 두르고 센 불에서 밑간한 쇠고기를 볶는다.

4 낙지와 채소, 나머지 양념을 넣고 뒤적여가며 볶는다.

* 간장볶음 양념(p.70 참조) : 간장 · 배 · 양파 10g씩, 올리고당 8g, 맛술 5g, 다진 마늘 3g

미역줄기볶음

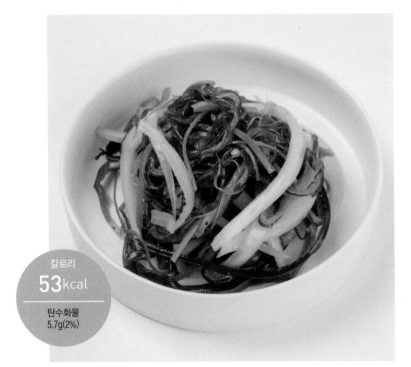

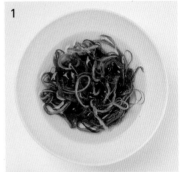

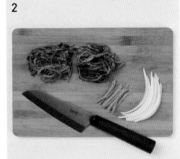

칼로리
53kcal

탄수화물
5.7g(2%)

재료

염장 미역줄기 50g
양파 20g
당근 5g
식용유 조금

양념
간장 1/2작은술
다진 마늘 1/3작은술
참기름 조금
후춧가루 조금

이렇게 만들어요

1 미역줄기는 찬물에 30분 정도 담가 짠맛을 뺀 뒤 끓는 물에 3분간 데쳐 찬물에 헹군다.

2 데친 미역줄기는 가지런히 모아 5cm 길이로 썰고, 양파와 당근은 채 썬다.

3 미역줄기와 양파, 당근을 한데 담아 양념을 해서 간이 배도록 고루 주무른다.

4 달군 팬에 식용유를 두르고 양념한 미역줄기를 부드러워질 때까지 볶는다.

콩나물무침

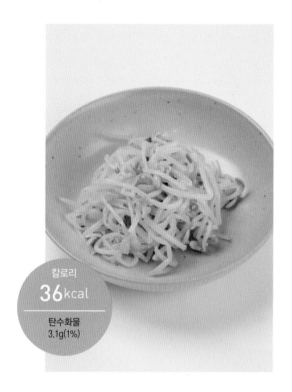

칼로리
36kcal

탄수화물
3.1g(1%)

재료

콩나물 70g

양념
다진 마늘 1/3작은술
송송 썬 실파 조금
소금 조금
통깨 조금
참기름 조금

이렇게 만들어요

1 콩나물은 껍질과 지저분한 꼬리를 다듬고 물에 여러 번 흔들어 씻는다. 실파는 송송 썬다.

2 냄비에 손질한 콩나물을 안치고 뚜껑을 덮어 삶아 식힌다.

3 삶은 콩나물이 식으면 양념 재료를 넣고 조물조물 무친다.

비트 무밥

칼로리
327kcal

탄수화물
52g(21%)

재료 보리 25g, 무 20g, 백미 20g, 찰현미 20g, 비트 5g

이렇게 만들어요

1 백미와 찰현미, 보리는 씻어서 1시간 정도 불린다. 2 무와 비트는 껍질을 벗겨 채 썬다. 3 밥솥에 불린 잡곡과 채 썬 무, 비트를 안치고 물을 부어 고루 섞은 뒤 밥을 짓는다. 물 양은 평소보다 10% 적게 넣는다.

삼치된장구이 +
마늘종 호두볶음 + 가지나물 + 콜리플라워밥

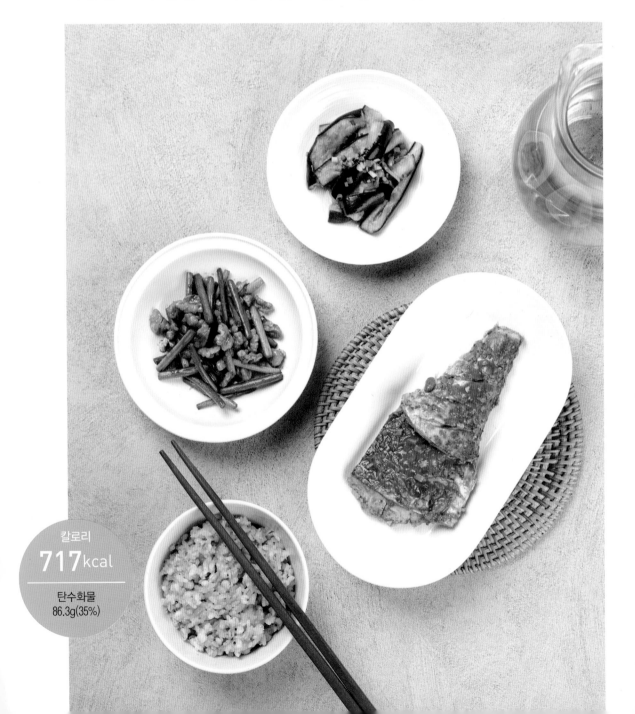

칼로리
717kcal

탄수화물
86.3g(35%)

고추장 대신 된장으로 양념해 구수하고 담백한 생선구이를 만들어보세요. 삼치나 고등어 같은 등푸른 생선은 불포화지방산이 풍부해 혈관 건강에 도움을 줍니다. 고소한 마늘종 호두볶음과 부드러운 가지나물을 곁들이면 식이섬유와 미네랄을 골고루 챙길 수 있어요.

삼치된장구이

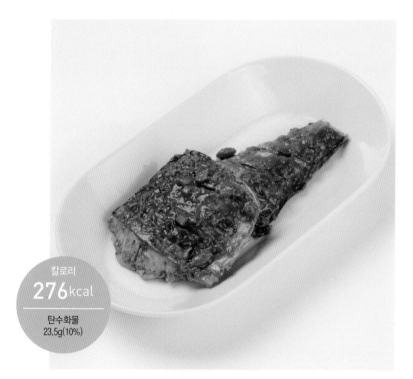

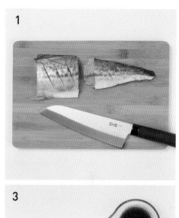

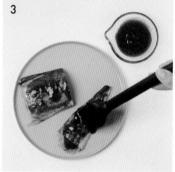

칼로리
276kcal

탄수화물
23.5g(10%)

재료

삼치 100g
식용유 조금

양념
된장 1⅓큰술
올리고당 1큰술
맛술 1큰술
물 2큰술
고춧가루 1작은술

이렇게 만들어요

1 삼치는 가시를 중심으로 앞뒤로 길게 포를 떠 5~6cm 길이로 토막낸 다음 양념이 잘 배도록 칼집을 낸다.

2 양념 재료를 한데 넣고 골고루 섞는다.

3 삼치의 앞뒤로 된장 양념을 고루 바른다.

4 달군 팬에 식용유를 두르고 삼치를 앞뒤로 뒤집어가며 굽는다.

마늘종 호두볶음

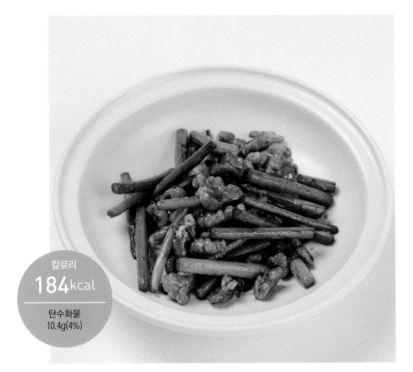

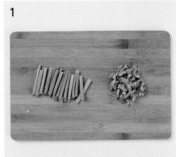

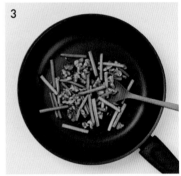

칼로리
184kcal

탄수화물
10.4g(4%)

재료

마늘종 40g
호두 20g
간장조림 양념 1/2큰술*
식용유 조금

이렇게 만들어요

1 마늘종은 3cm 길이로 썰어 끓는 물에 데친 뒤 찬물에 헹구어 건진다. 호두는 굵게 다진다.

2 달군 팬에 식용유를 두르고 마늘종을 넣고 간장조림 양념으로 간을 해 볶는다.

3 ②에 다진 호두를 넣고 좀 더 볶는다.

* 간장조림 양념(p.70 참조) : 간장 4g, 올리고당 3g, 다진 마늘 조금

가지나물

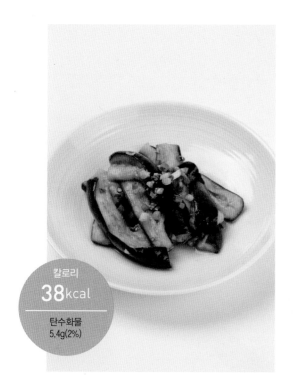

칼로리
38kcal

탄수화물
5.4g(2%)

재료

가지 70g
실파 조금

양념
간장 1작은술
다진 마늘 1/3작은술
참기름 조금
통깨 조금

이렇게 만들어요

1 가지는 꼭지를 잘라내고 6cm 길이로 자른 뒤 길게 4등분한다. 실파는 송송 썬다.

2 김 오른 찜통에 가지를 안쳐서 2분간 부드럽게 찐다.

3 찐 가지에 양념을 넣고 간이 배도록 살살 무친다. 마지막에 송송 썬 실파를 뿌린다.

콜리플라워밥

칼로리
219kcal

탄수화물
47g(19%)

재료 콜리플라워 30g, 백미 30g, 보리 15g, 율무 10g, 퀴노아 5g

이렇게 만들어요

1 콜리플라워는 흐르는 물에 씻은 뒤 믹서에 넣어 굵게 간다. 2 잡곡은 물에 씻은 뒤 건진다. 3 밥솥에 불린 잡곡과 콜리플라워를 안치고 물을 부어 밥을 짓는다.

연어 스테이크 +

깻잎볶음 + 연근 비트샐러드 + 렌틸콩밥

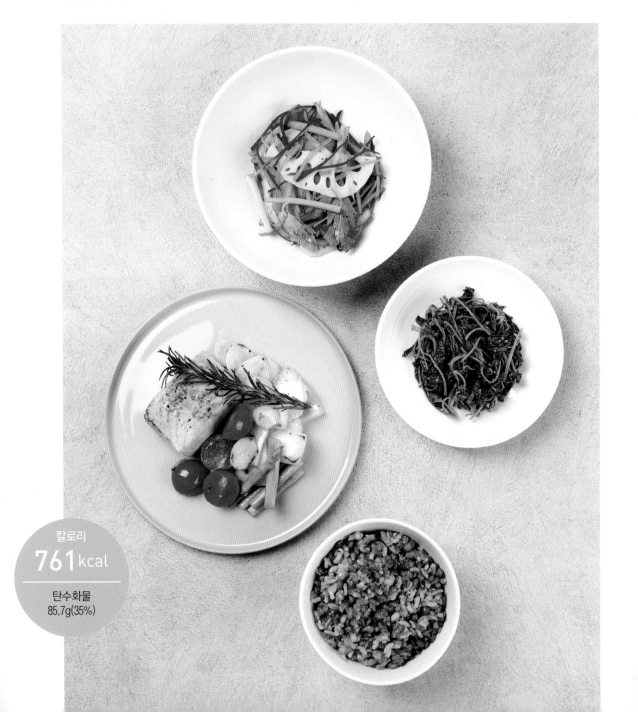

칼로리
761kcal

탄수화물
85.7g(35%)

연어와 채소를 노릇하게 구워 상에 내면 근사한 한 끼를 차릴 수 있습니다. 연어는 오메가 3 지방산이 풍부해 동맥경화 같은 심혈관질환과 성인병을 예방하는 데 좋습니다. 상큼한 연근 비트샐러드를 곁들여 색다른 한 상을 만들어보세요.

연어 스테이크

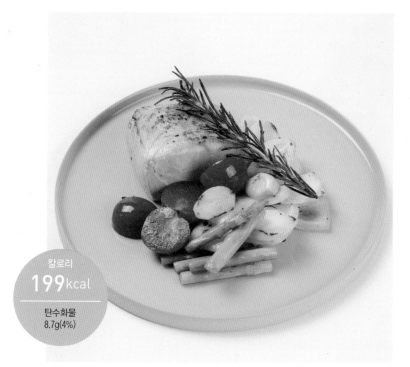

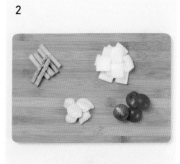

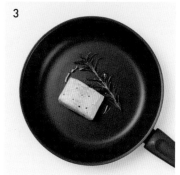

칼로리
199kcal

탄수화물
8.7g(4%)

재료

연어 100g
아스파라거스 2개
양파 30g
마늘 3개
방울토마토 2개
로즈메리 1줄기
소금·후춧가루 조금씩
식용유 조금

연어 밑간
버터 1작은술
소금·후춧가루 조금씩

이렇게 만들어요

1 버터는 실온에서 말랑해질 때까지 녹여 소금, 후춧가루를 넣어 섞은 뒤 연어에 골고루 발라 밑간한다.

2 아스파라거스는 억센 밑동을 잘라내 5cm 길이로 썰고 양파는 네모지게 썬다. 마늘으로 편으로 썰고, 방울토마토는 반 자른다.

3 달군 팬에 식용유를 두르고 연어를 굽는다. 연어가 반 정도 익으면 로즈메리를 넣고 좀 더 굽는다. 연어가 완전히 익으면 접시에 옮긴다.

4 달군 팬에 아스파라거스와 양파, 마늘, 방울토마토를 넣고 소금, 후춧가루로 간을 해 굽는다.

5 접시에 연어와 구운 채소를 올린다.

깻잎볶음

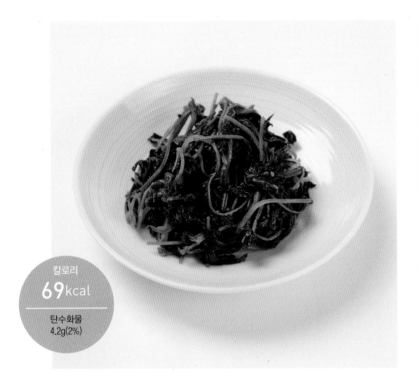

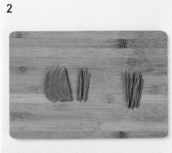

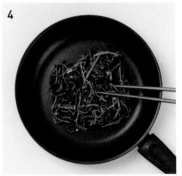

칼로리
69kcal

탄수화물
4.2g(2%)

재료

여린 들깻잎 40g
당근 10g
식용유 조금

양념
간장 1/2작은술
들기름 1/2작은술
다진 마늘 조금
들깨 조금

이렇게 만들어요

1 들깻잎은 끓는 물에 살짝 데친 뒤 찬물에 헹구어 건진다.

2 당근은 5cm 길이로 가늘게 채 썬다.

3 데친 들깻잎에 양념과 당근을 넣어 조물조물 무친다.

4 달군 팬에 식용유를 두르고 양념한 들깻잎을 넣고 뒤섞어가며 볶는다.

연근 비트샐러드

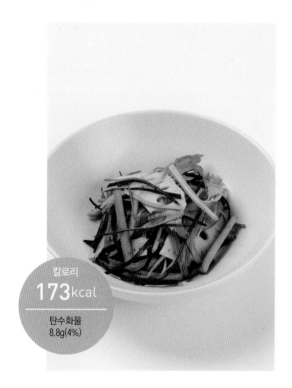

칼로리
173kcal

탄수화물
8.8g(4%)

재료

연근 20g	**드레싱**
오이 20g	올리브오일 1큰술
적양파 20g	라임즙 1큰술
당근 10g	소금 조금
셀러리 10g	후춧가루 조금
비트 5g	

이렇게 만들어요

1 연근은 반달 모양으로 저며 썰고 당근, 오이, 비트, 적양파, 셀러리는 가늘게 채 썬다.

2 드레싱 재료를 한데 넣고 골고루 섞는다.

3 채소에 드레싱을 넣어 고루 버무린다.

렌틸콩밥

칼로리

320kcal

탄수화물
64g(26%)

재료 렌틸콩 20g, 녹두 20g, 현미 20g, 백미 20g, 귀리 10g

이렇게 만들어요

1 잡곡은 씻어서 물에 1시간 정도 불린다. 2 불린 잡곡을 건져서 밥솥에 안치고 물을 부어 밥을 짓는다.

전복장 +

오이 쇠고기볶음 + 콜라비무침 + 현미 잡곡밥

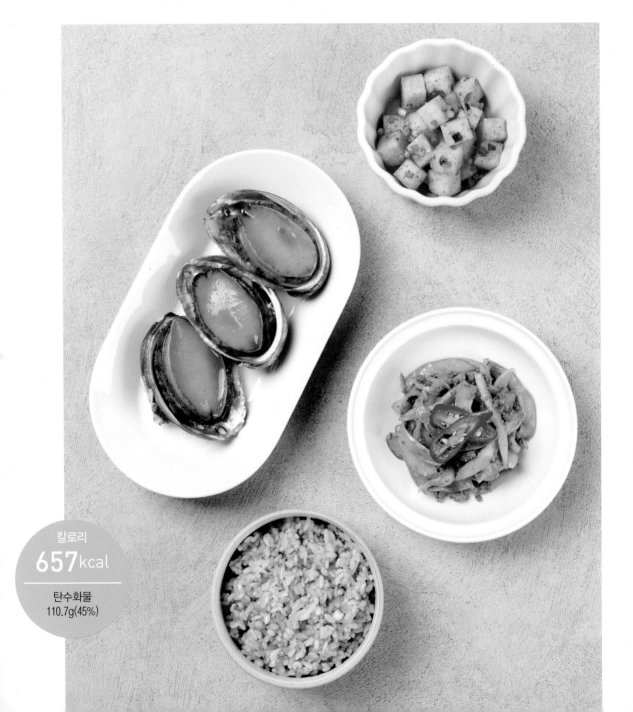

칼로리
657kcal

탄수화물
110.7g(45%)

기력회복에 좋은 전복으로 해물장을 담가 보양식 한 상 차림을 준비해보세요. 전복은 단백질과 비타민, 미네랄이 풍부해 기력을 회복하는 데 좋아요. 오이 쇠고기볶음과 콜라비무침을 곁들이면 부족한 식이섬유를 보충할 수 있어요.

전복장

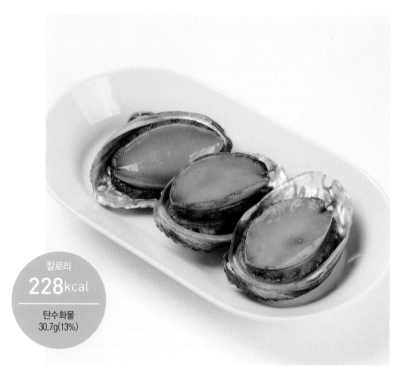

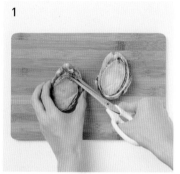

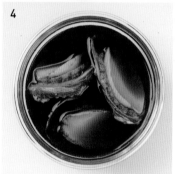

칼로리
228kcal

탄수화물
30.7g(13%)

재료

전복 3개

절임물
간장 2/3컵
맛술 1큰술
나트비아 1작은술
후춧가루 1/2작은술
양파 50g
대파 10g
마늘 1개
생강 슬라이스 조금
물 1컵

이렇게 만들어요

1 전복은 솔로 문질러 씻은 뒤 가위나 칼로 이빨을 제거한다.

2 손질한 전복은 김 오른 찜통에서 5분간 찐다.

3 냄비에 절임물 재료를 모두 넣고 팔팔 끓인 뒤 체에 거른다.

4 밀폐용기에 전복을 담고 한 김 식힌 절임물을 부어 하루 정도 숙성시킨다.

··· 전복을 찔 때 청주를 넣으면 잡냄새를 없앨 수 있어요.
    전복 이빨은 칼집을 조금 낸 뒤 칼날로 밀어내면 깔끔하게 제거할 수 있어요.

오이 쇠고기볶음

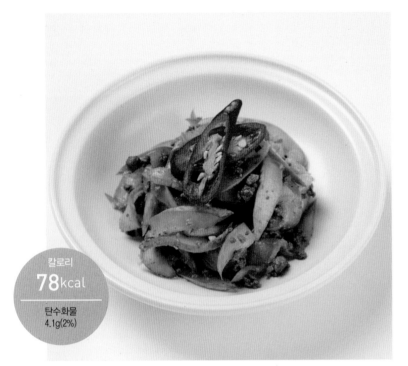

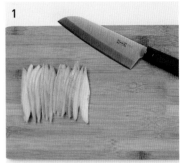

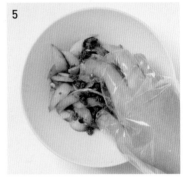

칼로리
78kcal

탄수화물
4.1g(2%)

재료

오이 70g
다진 쇠고기 20g
붉은 고추 조금
소금 조금

쇠고기 밑간
다진 마늘 1/2큰술
참기름 1/2작은술
소금 조금

이렇게 만들어요

1 오이는 반 갈라 어슷하게 썰어 소금에 10분간 절인 뒤 물기를 꼭 짠다.

2 다진 쇠고기는 다진 마늘, 참기름, 소금으로 버무려 밑간한다.

3 달군 팬에 오이를 넣고 빠르게 볶아 수분을 날린다.

4 다른 팬에 다진 쇠고기를 넣어 센 불에서 빠르게 볶는다.

5 다진 쇠고기와 오이를 한데 넣고 조물조물 무친 뒤 접시에 담고 붉은 고추를 어슷하게 썰어 장식한다.

콜라비무침

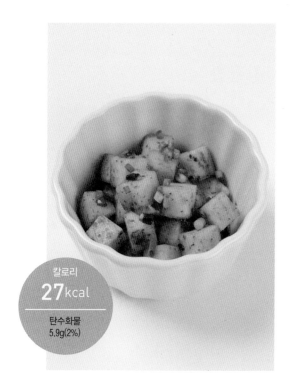

칼로리
27kcal

탄수화물
5.9g(2%)

재료

콜라비 50g

초무침 양념 1/2큰술*

소금 1작은술
고춧가루 1/2작은술
실파 조금

* 초무침 양념(p.71 참조) : 식초 3g, 올리고당 · 다진 마늘 · 고춧가
루 1g씩, 소금 조금

이렇게 만들어요

1 콜라비는 껍질을 벗겨 한입 크기로 깍둑썰기 하
고, 실파는 송송 썬다.

2 콜라비에 소금을 뿌려 30분간 절인 뒤 찬물에
헹구고 체에 밭쳐 물기를 뺀다.

3 초무침 양념과 고춧가루, 송송 썬 실파를 넣고
간이 잘 배어들도록 버무린다.

현미 잡곡밥

칼로리
324kcal

탄수화물
70g(29%)

재료 현미 40g, 찰현미 10g, 백미 30g, 율무 5g, 수수 5g

이렇게 만들어요

1 잡곡은 씻어서 물에 1시간 정도 불린다. 여름에는 상하기 쉬우니 냉
장고에서 불린다. 2 불린 잡곡을 건져서 밥솥에 안치고 물을 부어 밥
을 짓는다.

새우버섯볶음 +

흑임자 연근무침 + 시금치나물 + 보리 강황밥

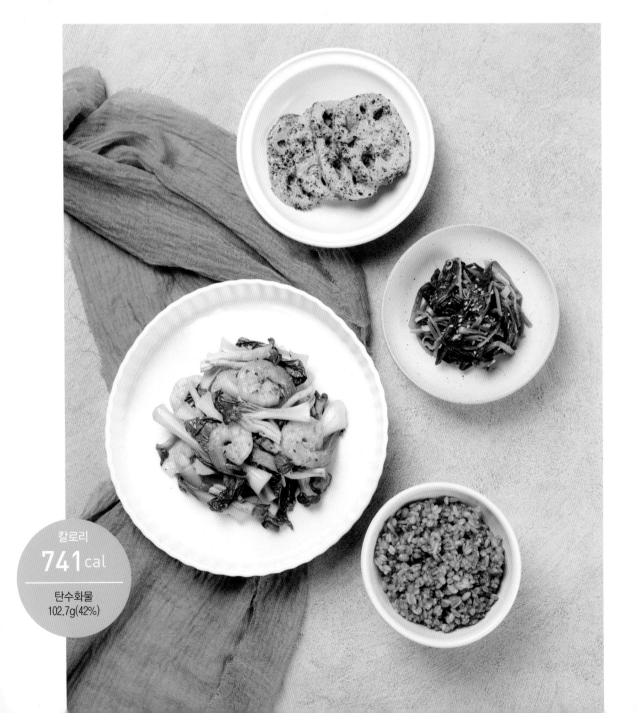

칼로리
741cal

탄수화물
102.7g(42%)

새우버섯볶음과 고소한 흑임자 연근무침, 담백한 시금치나물로 차린 한 상 차림입니다. 짭잘한 새우버섯볶음과 마요네즈로 무친 고소한 연근무침의 맛이 아주 잘 어울려요. 새우에 들어있는 나트륨을 연근과 시금치의 칼륨이 배출시켜 영양 면에서도 궁합이 좋습니다.

새우버섯볶음

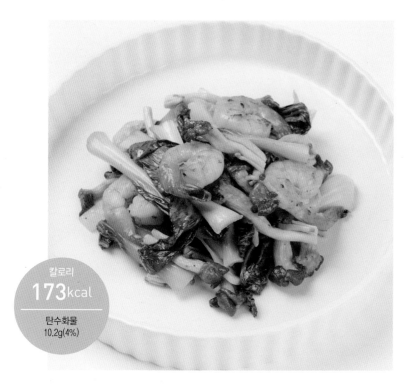

칼로리
173kcal

탄수화물
10.2g(4%)

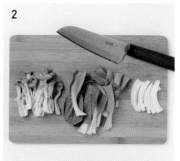

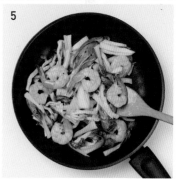

재료

칵테일새우 100g
느타리버섯 50g
청경채 · 양파 40g씩
식용유 조금

새우 밑간
맛술 1작은술
후춧가루 조금

양념
간장 · 맛술 1작은술씩
다진 마늘 1/3작은술
후춧가루 · 생강 · 참기
름 조금씩

이렇게 만들어요

1 칵테일새우는 맛술과 후춧가루를 뿌려둔다.

2 느타리버섯은 길게 찢고, 청경채는 먹기 좋은 크기로 썬다. 양파는 채 썬다.

3 양념 재료를 한데 넣고 고루 섞는다.

4 달군 팬에 식용유를 두르고 느타리버섯와 양파, 청경채를 넣어 양념으로 간해 볶는다.

5 채소의 숨이 죽으면 새우를 넣어 좀 더 볶는다.

연근 흑임자무침

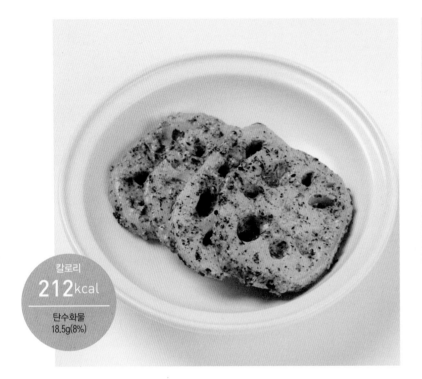

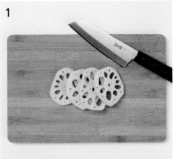

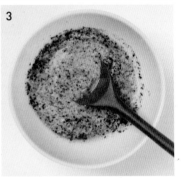

칼로리
212kcal

탄수화물
18.5g(8%)

재료

연근 50g
식초 조금

양념
검은깨가루 1큰술
하프 마요네즈 1큰술
나트비아 1/2큰술
식초 1작은술
소금 조금

이렇게 만들어요

1 연근은 0.5cm 두께로 썰어 끓는 물에 식초를 조금 넣고 데친 뒤 체에 밭쳐 물기를 뺀다.

2 양념 재료를 한데 넣고 골고루 섞는다.

3 연근에 양념을 넣고 속까지 양념이 잘 묻도록 고루 버무린다.

시금치나물

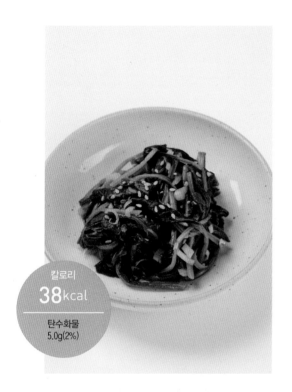

칼로리
38kcal

탄수화물
5.0g(2%)

재료

시금치 70g

양념
다진 파 1/2작은술
다진 마늘 1/3작은술
소금 조금
참기름 조금
통깨 조금

이렇게 만들어요

1 시금치는 다듬어 끓는 물에 소금을 조금 넣고 데친
 다. 데친 시금치는 찬물에 헹궈 물기를 꼭 짜고 반
 자른다.

2 데친 시금치에 양념을 넣고 간이 잘 배도록 조물
 조물 무친다.

보리 강황밥

칼로리
318kcal

탄수화물
69g(28%)

재료 보리 30g, 수수 20g, 귀리 20g, 백미 20g, 강황가루 1/3작은술

이렇게 만들어요

1 잡곡은 씻어서 물에 1시간 정도 불린다. 2 불린 잡곡을 건져서 밥솥
에 안치고 강황가루를 넣고 물을 부어 밥을 짓는다.

꽈리고추 달걀장조림 +
모둠 채소구이 + 청경채 겉절이 + 비트 무밥

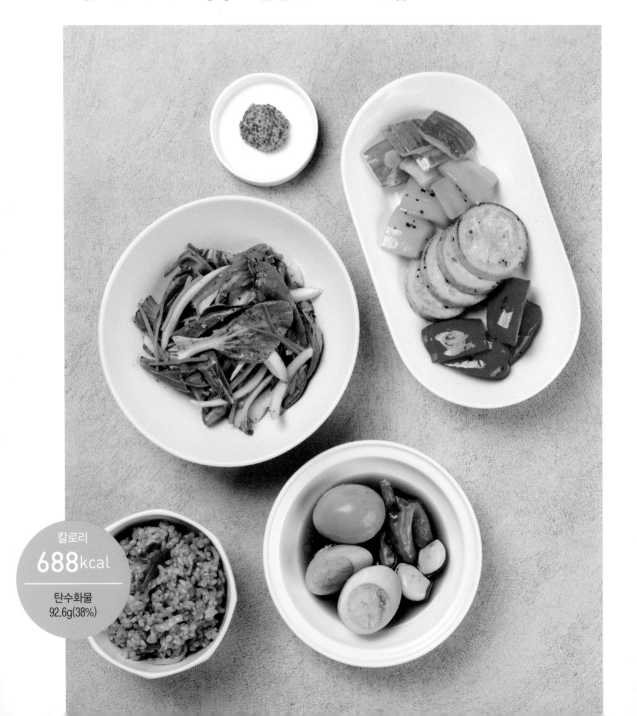

칼로리
688kcal

탄수화물
92.6g(38%)

짭쪼름한 달걀장조림에 비타민 C가 풍부한 꽈리고추를 더해 맛과 영양을 높여보세요. 모둠 채소구이와 청경채 겉절이까지 더하면 단백질과 비타민, 미네랄이 풍부한 밥상을 차릴 수 있습니다.

꽈리고추 달걀장조림

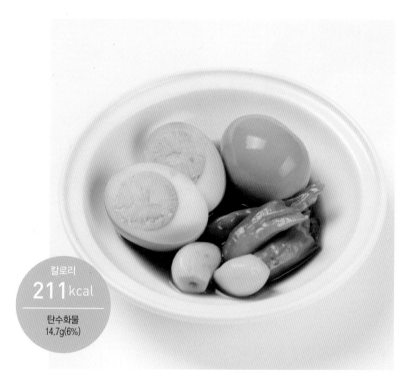

칼로리
211kcal

탄수화물
14.7g(6%)

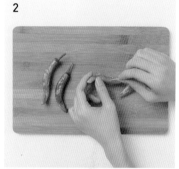

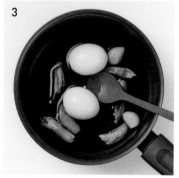

재료

달걀 2개
꽈리고추 3개
마늘 2개

간장조림 양념 2큰술

물 2큰술

이렇게 만들어요

1 달걀은 완숙으로 삶아 껍질을 벗긴다.

2 꽈리고추는 꼭지를 손질한 뒤 꼬치로 찔러 양념이 잘 배도록 한다. 큰 것은 반으로 자른다.

3 냄비에 간장조림 양념, 물, 마늘을 넣고 한소끔 끓인 뒤 삶은 달걀을 넣어 센 불에서 끓인다.

4 달걀에 양념이 배어들면 꽈리고추를 넣고 좀 더 조린다.

＊ 간장조림 양념(p.70 참조) : 간장 16g, 올리고당 12g, 다진 마늘 2g

모둠 채소구이

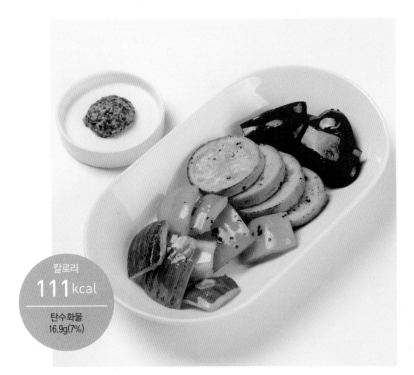

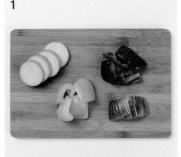

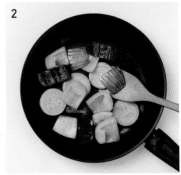

칼로리
111kcal

탄수화물
16.9g(7%)

재료

애호박 50g
적양파 40g
빨강 파프리카 15g
노랑 파프리카 15g
올리브오일 조금
소금 조금
후춧가루 조금
홀그레인 머스터드 1/2큰술

이렇게 만들어요

1 애호박은 도톰하게 썰고, 적양파와 파프리카는 네모지게 썬다.

2 달군 팬에 올리브오일을 두르고 채소를 올려 굽다가 소금과 후춧가루로 간을 한다.

3 접시에 구운 채소를 담고 홀그레인 머스터드를 곁들여 낸다.

청경채 겉절이

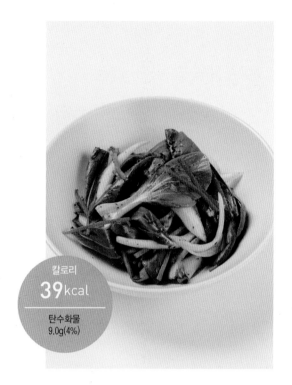

칼로리
39kcal

탄수화물
9.0g(4%)

재료

청경채 50g

당근 20g

양파 20g

초무침 양념 1/2큰술*

고춧가루 1작은술

* 초무침 양념(p.71 참조) : 식초 3g, 올리고당 · 다진 마늘 · 고춧가루 1g씩, 소금 조금

이렇게 만들어요

1 청경채는 밑동을 잘라내고, 양파와 당근은 가늘게 채 썬다.

2 청경채에 당근, 양파를 넣고 초무침 양념과 고춧가루으로 간을 해 버무린다.

비트 무밥

칼로리

327kcal

탄수화물
52g(21%)

재료 보리 25g, 무 20g, 백미 20g, 찰현미 20g, 비트 5g

이렇게 만들어요

1 백미와 찰현미, 보리는 씻어서 1시간 정도 불린다. 2 무와 비트는 껍질을 벗겨 채 썬다. 3 밥솥에 불린 잡곡과 채 썬 무, 비트를 안치고 물을 부어 고루 섞은 뒤 밥을 짓는다. 물 양은 평소보다 10% 적게 넣는다.

멸치김치찜 +
도라지 오징어채무침 + 모둠 쌈채소 + 현미 잡곡밥

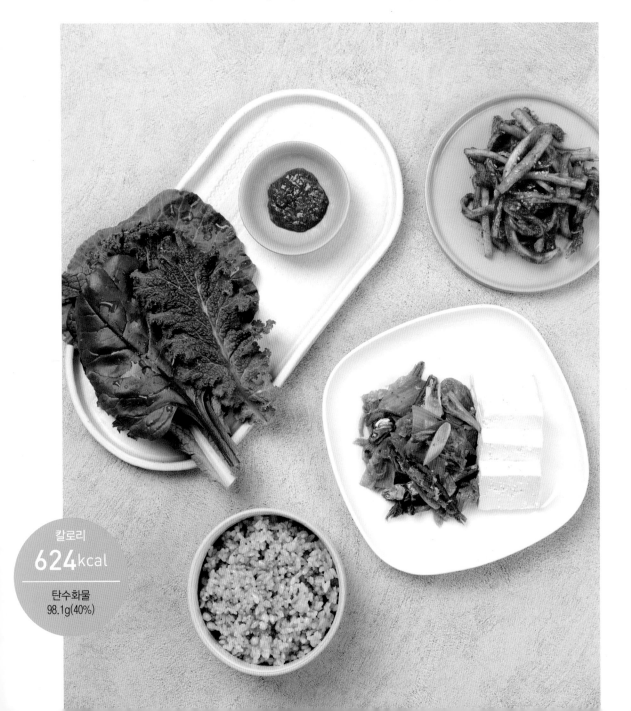

칼로리
624kcal

탄수화물
98.1g(40%)

새콤하게 익은 김치에 칼슘이 풍부한 멸치를 넣어 입맛 당기는 김치찜을 만들어보세요. 사포닌과 이눌린이 풍부한 도라지무침과 신선한 모둠 쌈채소, 현미 잡곡밥을 곁들이면 구수한 영양 밥상이 완성됩니다.

멸치김치찜

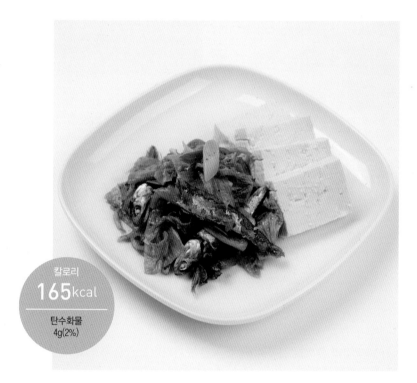

칼로리
165kcal

탄수화물
4g(2%)

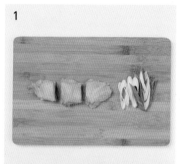

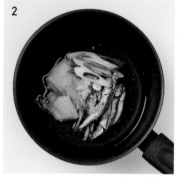

재료

배추김치 50g
두부 80g
멸치(중간크기) 20g
대파 조금
다진 마늘 조금
들기름 조금
물 100mL

이렇게 만들어요

1 푹 익은 배추김치의 소를 털어낸 뒤 물에 헹궈 먹기 좋은 크기로 썬다. 대파는 어슷하게 썬다.

2 냄비에 들기름을 두르고 배추김치를 볶다가 멸치, 다진 마늘, 대파, 물을 넣고 끓인다.

3 두부는 끓는 물에 데친 뒤 도톰하고 네모지게 썬다.

4 접시에 멸치김치찜과 두부를 담는다.

도라지 오징어채무침

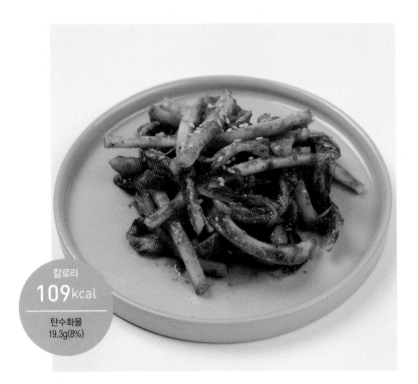

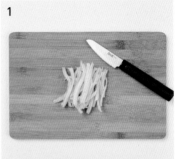

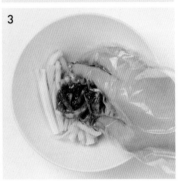

칼로리
109kcal

탄수화물
19.3g(8%)

재료

도라지 40g
오징어채 15g
초고추장 양념 1큰술*

이렇게 만들어요

1 도라지는 가늘게 갈라 6~7cm 길이로 썬다. 자른 도라지는 소금물에 담가 쓴맛을 뺀 뒤 물에 헹구고 체에 밭쳐 물기를 뺀다.

2 오징어채는 물에 헹군 뒤 한입 크기로 썬다.

3 볼에 도라지, 오징어채, 초고추장 양념을 넣어 간이 잘 배도록 조물조물 무친다.

* 초고추장 양념(p.72 참조) : 고추장 5g, 올리고당 4g, 식초 2g, 사과 · 배 · 마늘 1g씩

모듬 쌈채소

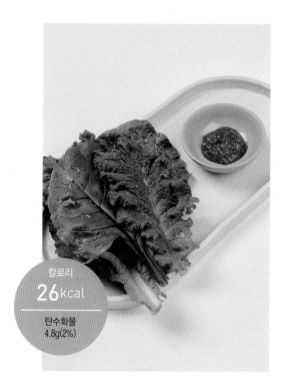

칼로리
26kcal

탄수화물
4.8g(2%)

재료

케일 2장
적근대 2장
겨자잎 4장

된장무침 양념 1/2큰술*

* 된장무침 양념(p.72 참조) : 된장 2g, 물 3g, 고추장 1g, 다진 대파
다진 양파 · 다진 마늘 1g씩

이렇게 만들어요

1 케일, 적근대, 겨자잎은 찬물에 5분간 담갔다가 헹
군 뒤 체에 밭쳐 물기를 뺀다.

2 접시에 잎채소를 담고 된장무침 양념을 곁들여 낸다.

현미 잡곡밥

칼로리
324kcal

탄수화물
70g(29%)

재료 현미 40g, 찰현미 10g, 백미 30g, 율무 5g, 수수 5g

이렇게 만들어요

1 잡곡은 씻어서 물에 1시간 정도 불린다. 여름에는 상하기 쉬우니 냉
장고에서 불린다. 2 불린 잡곡을 건져서 밥솥에 안치고 물을 부어 밥
을 짓는다.

문어숙회 +
메밀 배추전 + 취나물 + 렌틸콩밥

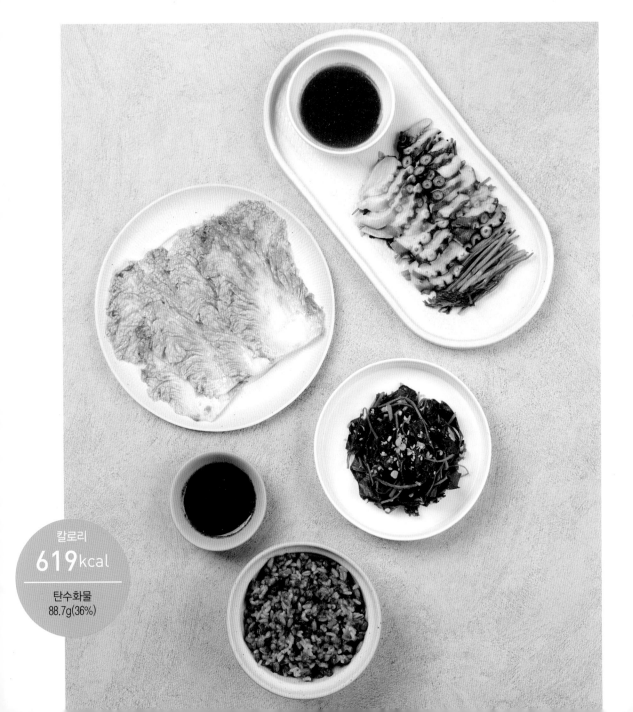

칼로리
619kcal

탄수화물
88.7g(36%)

타우린이 풍부한 문어에 향긋한 미나리를 곁들인 문어숙회 한 상 차림입니다. 당지수가 낮은 메밀로 배추전을 부치고 비타민 A가 풍부한 취나물을 곁들이면 향긋한 보양식 한 상을 차릴 수 있어요.

문어숙회

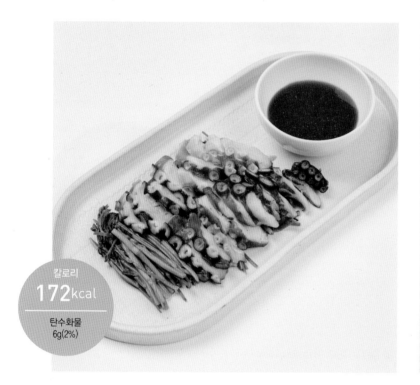

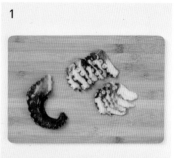

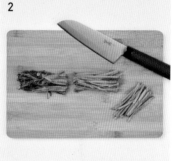

칼로리
172kcal

탄수화물
6g(2%)

재료

자숙문어 140g
미나리 30g

양념장
간장 1큰술
식초 1큰술
올리고당 1작은술
연겨자 조금

이렇게 만들어요

1 자숙문어는 실온에서 해동한 다음 끓는 물에 살짝 데쳐 얇게 저민다.

2 미나리는 잎과 억센 밑동 부분을 잘라내고 끓는 물에 데친 뒤 5cm 길이로 썬다.

3 양념장 재료를 고루 섞는다.

4 접시에 데친 미나리를 깔고 그 위에 문어를 올린 뒤 양념장을 곁들여 낸다.

메밀 배추전

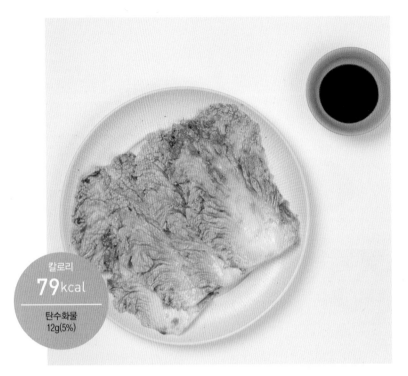

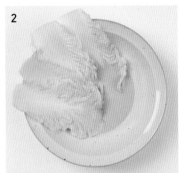

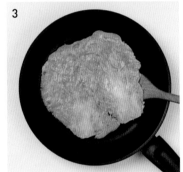

칼로리
79kcal

탄수화물
12g(5%)

재료

배춧잎 4장
메밀가루 2큰술
물 2큰술
식용유 조금

양념장
간장 1작은술
고춧가루 조금

이렇게 만들어요

1 메밀가루와 물을 섞어 반죽을 만든다.

2 배춧잎을 메밀 반죽에 담가 앞뒤로 골고루 묻힌다.

3 달군 팬에 식용유을 두르고 반죽 묻힌 배춧잎을 올려 앞뒤로 뒤집어가며 노릇하게 지진다.

4 간장과 고춧가루를 섞어 양념장을 만들어 배추전에 곁들여 낸다.

⋯ 배춧잎이 두껍고 억센 경우 줄기 부분을 손으로 꾹꾹 누르거나 뒤로 살짝 꺾어 편평하게 만든 다음 메밀 반죽을 묻힌다.

취나물

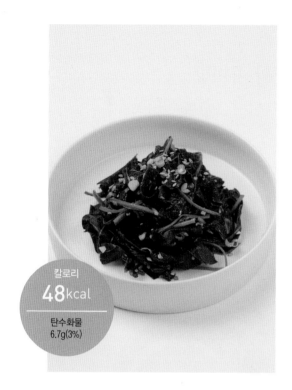

재료

취나물 70g

양념
다진 마늘 1작은술
다진 대파 1작은술
소금 조금
참기름 조금
통깨 조금

이렇게 만들어요

1 취나물은 억센 줄기를 잘라내고 끓는 물에 데친 뒤 물기를 꼭 짜 먹기 좋게 자른다.

2 취나물에 양념 재료를 넣고 간이 잘 배도록 조물 조물 무친다.

렌틸콩밥

칼로리
320kcal

탄수화물
64g(26%)

재료 렌틸콩 20g, 녹두 20g, 현미 20g, 백미 20g, 귀리 10g

이렇게 만들어요

1 잡곡은 씻어서 물에 1시간 정도 불린다. 2 불린 잡곡을 건져서 밥 솥에 안치고 물을 부어 밥을 짓는다.

그린빈 달걀찜 +

토마토 깻잎생채 + 송고버섯구이 + 곤약 흑미밥

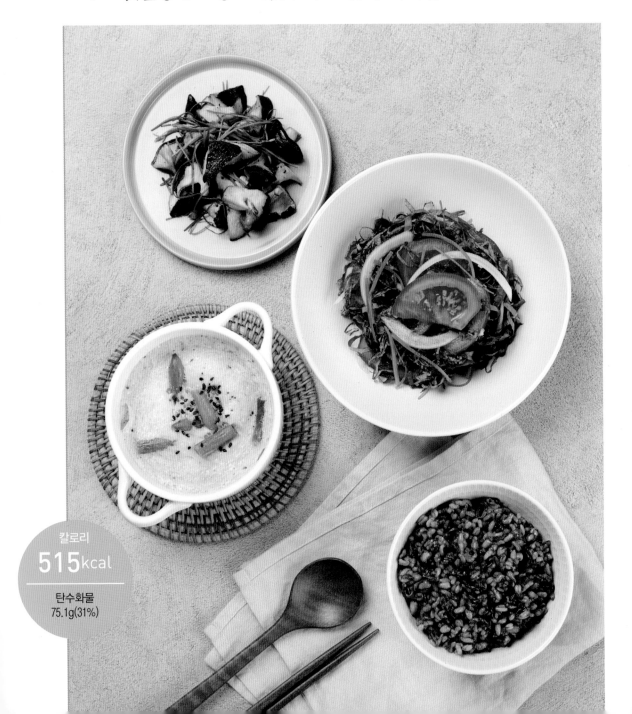

칼로리
515kcal

탄수화물
75.1g(31%)

달걀찜과 향긋한 송고버섯구이, 토마토 깻잎생채로 차린 한 상 차림입니다. 부드러운 달걀찜 속에 그린빈을 넣어 씹는 맛을 더하고 영양을 높였어요. 표고버섯의 영양과 송이버섯의 식감을 가진 송고버섯은 향이 풍부해 별다른 양념 없이 굽기만 해도 풍성한 맛을 느낄 수 있습니다.

그린빈 달걀찜

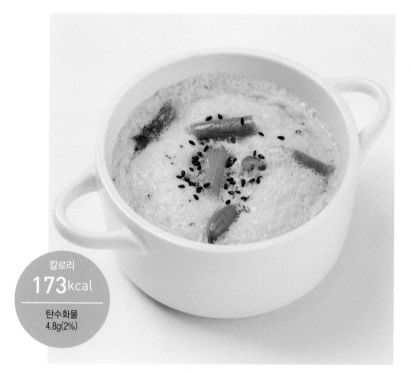

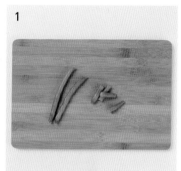

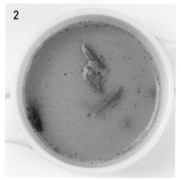

칼로리
173kcal

탄수화물
4.8g(2%)

재료

달걀 2개
그린빈 2개
올리브오일 조금
물 100mL
소금 조금
후춧가루 조금
검은깨 조금

이렇게 만들어요

1 그린빈은 꼭지를 잘라낸 뒤 3cm 길이로 썬다.

2 달걀을 곱게 푼 뒤 달걀물에 그린빈, 올리브오일, 물을 넣고 소금과 후춧가루로 간을 한 뒤 고루 섞어 내열용기에 담는다.

3 김 오른 찜통에 ②을 안쳐서 익힌 다음 검은깨를 조금 뿌린다.

토마토 깻잎생채

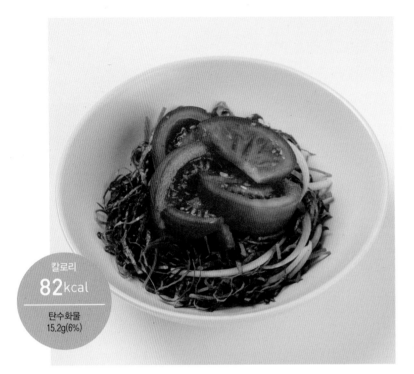

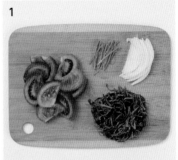

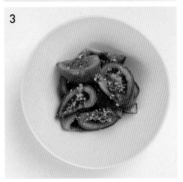

칼로리
82kcal

탄수화물
15.2g(6%)

재료

토마토 200g
깻잎 20g
양파 20g
당근 조금

양념
간장 1/2큰술
다진 마늘 1/2큰술
고춧가루 1작은술
물 1큰술
참기름 조금
통깨 조금

이렇게 만들어요

1 토마토는 꼭지를 뗀 뒤 웨지 모양으로 자르고 깻잎, 양파, 당근은 가늘게 채 썬다.

2 생채 양념 재료를 한데 넣어 섞는다.

3 토마토에 양념을 넣고 살살 버무린다.

4 채 썬 채소를 섞어 접시에 담고 그 위에 양념한 토마토를 올린다.

송고버섯구이

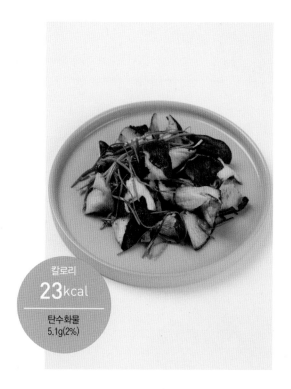

재료

송고버섯 50g
영양부추 10g
소금 조금
후춧가루 조금

이렇게 만들어요

1 송고버섯은 4등분하고 영양부추는 한입 크기로 썬다.

2 달군 팬에 송고버섯을 굽다가 소금, 후춧가루로 간한다.

3 영양부추를 넣고 잠깐 더 볶는다.

곤약 흑미밥

칼로리
237kcal

탄수화물
50g(20%)

재료 곤약쌀 25g, 현미 20g, 귀리 20g, 백미 20g, 흑미 5g

이렇게 만들어요

1 잡곡은 씻어서 물에 1시간 정도 불리고 곤약쌀은 흐르는 물에 2~3번 씻는다. 2 불린 잡곡을 건져서 곤약쌀과 섞은 뒤 밥솥에 안치고 물을 부어 밥을 짓는다.

훈제오리 로메인쌈 +
애호박 새우젓볶음 + 해초냉채 + 귀리 영양밥

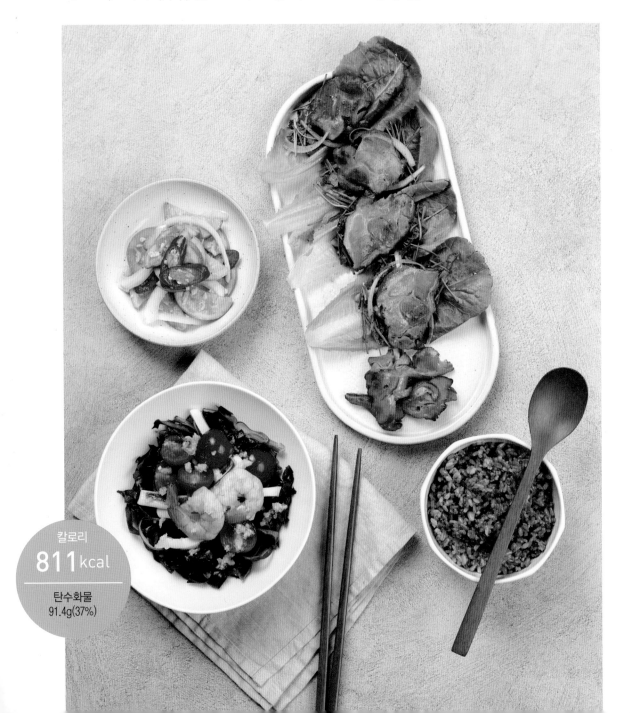

칼로리
811kcal

탄수화물
91.4g(37%)

오리고기는 불포화지방산이 풍부해 기력회복에 좋습니다. 겨자잎과 양파를 채 썰어 쌈으로 만들면 맛과 영양 모두 훌륭해요. 식이섬유가 풍부한 애호박 새우젓볶음과 해초냉채는 체내 지방 흡수율을 낮춰요.

훈제오리 로메인쌈

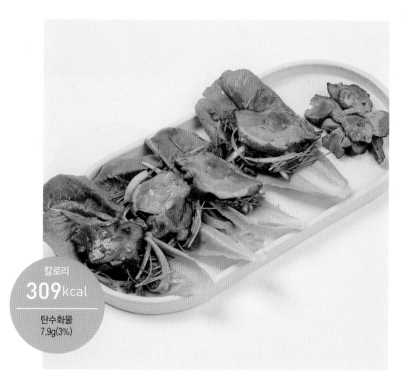

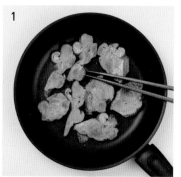

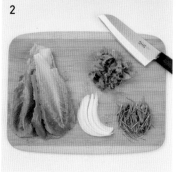

칼로리
309kcal

탄수화물
7.9g(3%)

재료

훈제오리고기 80g
로메인 4장
영양부추 7g
겨자잎 10g
양파 10g
초무침 양념 2/3큰술*
고춧가루 1/2작은술

이렇게 만들어요

1 훈제오리고기는 한입 크기로 썰어 달군 팬에 굽고 키친타월 위에 올려 기름을 **뺀다.**

2 영양부추는 3cm 길이로 썰고 겨자잎과 양파는 채 썬다. 로메인은 한 장씩 준비한다.

3 영양부추, 겨자잎, 양파에 초무침 양념, 고춧가루를 넣고 고루 버무린다.

4 접시에 로메인을 깔고 채소 무침과 오리고기를 올린다.

··· 양파는 얇게 채 썰어 30분 정도 찬물에 담가 놓으면 매운맛을 없앨 수 있어요.

* 초무침 양념(p.71 참조) : 식초 4g, 올리고당 · 다진 마늘 2g씩, 고춧가루 1g

애호박 새우젓볶음

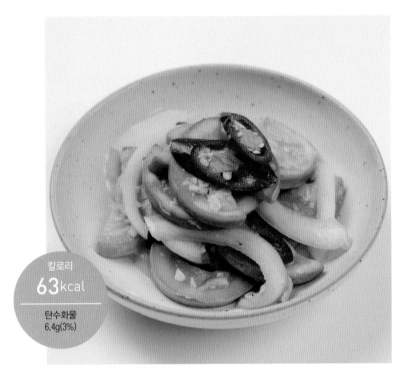

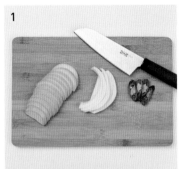

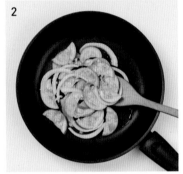

칼로리
63kcal

탄수화물
6.4g(3%)

재료

애호박 70g
양파 20g
붉은 고추 조금
식용유 조금

양념
새우젓 1/2작은술
다진 마늘 1/3작은술
참기름 조금
물 2큰술

이렇게 만들어요

1 애호박은 반 갈라 반달 모양으로 도톰하게 썬다. 양파는 채 썰고 붉은 고추는 어슷하게 썬다.

2 달군 팬에 식용유를 두르고 애호박을 볶다가 양파와 양념을 넣고 고루 뒤적여가며 볶는다.

3 애호박이 익으면 불에서 내리고 붉은 고추를 올린다.

해초냉채

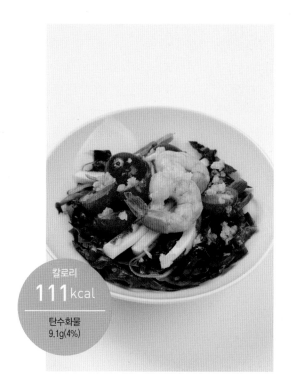

칼로리
111kcal

탄수화물
9.1g(4%)

재료

칵테일새우 2마리
오징어(몸통 부분) 75g
모둠 해초 70g
방울토마토 4개

소스
연겨자 조금
식초 1작은술
올리고당 1/2작은술
다진 마늘 조금
소금 조금

이렇게 만들어요

1 오징어 몸통은 끓는 물에 데친 뒤 5cm 정도 길이로 굵게 썬다. 칵테일새우는 끓는 물에 데친다.

2 해초는 물에 담가 짠맛을 빼고 체에 밭쳐 물기를 뺀다. 방울토마토는 반 자른다.

3 접시에 해초를 담고 새우, 오징어, 방울토마토를 올린 뒤 소스를 섞어 끼얹는다.

귀리 영양밥

칼로리
328kcal

탄수화물
68g(28%)

재료 보리 30g, 귀리 25g, 현미 20g, 백미 20g, 수수 20g, 퀴노아 5g

이렇게 만들어요
1 잡곡은 씻어서 물에 1시간 정도 불린다. 2 불린 잡곡을 건져서 밥솥에 안치고 물을 부어 밥을 짓는다.

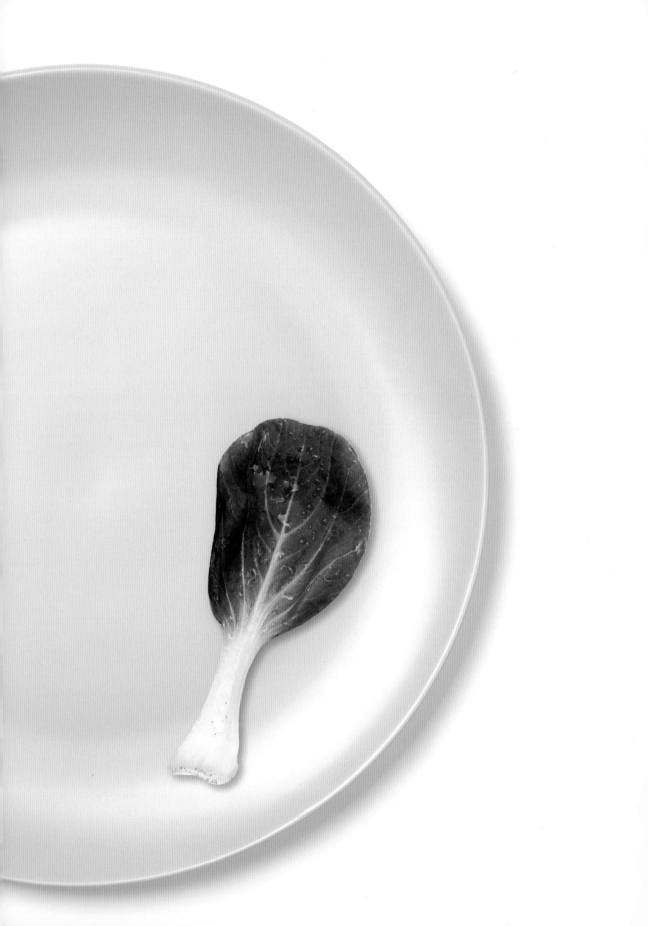

CHAPTER 2
영양 가득한 한 그릇

간단하지만 영양이 풍부한 한 그릇 요리를 준비해보세요. 새콤달콤 입맛 돋우는 국수부터 스테이크, 떡볶이까지. 한 끼에 필요한 모든 영양소를 꽉 채우고 맛도 놓치지 않은 일품요리를 소개합니다.

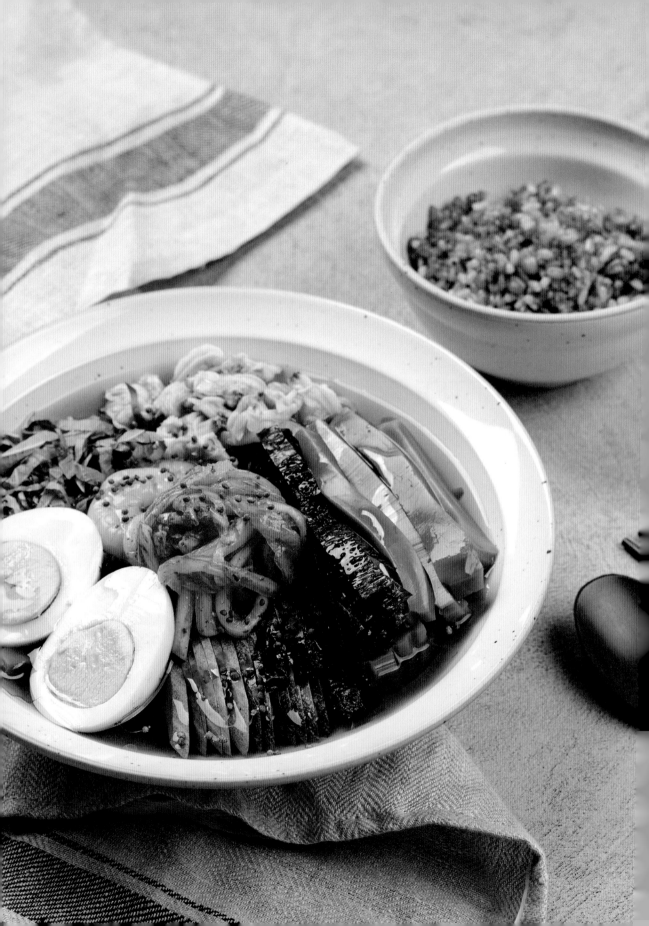

묵사발

채 썬 도토리묵에 육수를 붓고 새콤달콤한 김치고명을 얹어 먹는 묵사발입니다.
달걀과 새우살, 바지락살이 들어가 단백질이 풍부하고 칼로리는 낮아요. 여름에는
시원하게, 겨울에는 따뜻하게 즐겨보세요.

칼로리
439kcal

탄수화물
73g(30%)

재료

도토리묵 200g
삶은 달걀 1개
새우살 · 바지락살 20g씩
오이 70g
깻잎 3장
김 1g
들기름 · 들깨 조금씩
귀리 영양밥 2/3공기

육수

멸치 1줌
다시마(5×7cm) 1장
마늘 3개
대파 30g
국간장 1큰술
물 500mL

고명

배추김치 30g
참기름 · 나트비아 1/2작은술씩

이렇게 만들어요

1 냄비에 육수 재료를 모두 넣어 팔팔 끓인 뒤 재료를 건져내고 차갑게 식힌다.

2 도토리묵은 도톰하게 채 썰고 오이는 반 갈라 어슷하게 썬다. 깻잎과 김은
가늘게 채 썰고 삶은 달걀은 반 자른다.

3 새우살과 바지락살은 끓은 물에 데친 뒤 체에 밭쳐 물기를 없앤다.

4 배추김치는 길게 채 썰어 참기름과 나트비아로 조물조물 무친다.

5 그릇에 도토리묵과 채소, 달걀, 새우살, 바지락살을 가지런히 담고 육수를
붓는다.

6 ④의 김치 고명을 올리고 들기름과 들깨를 뿌린다. 귀리 영양밥 2/3공기를
곁들여 말아 먹는다.

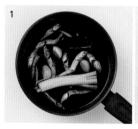
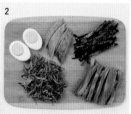
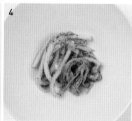
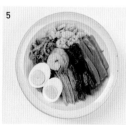

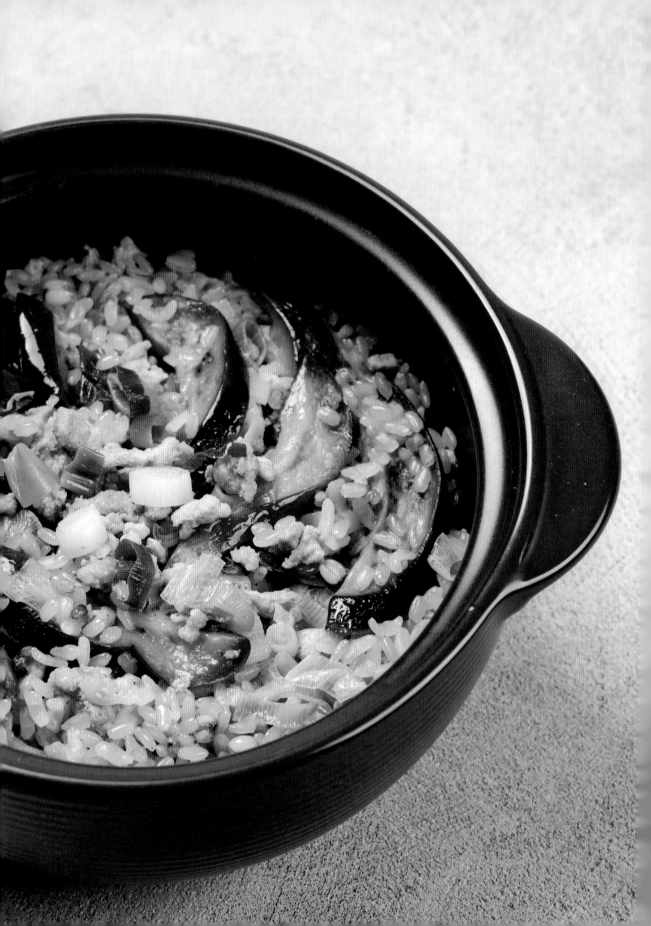

돼지고기 가지솥밥 ————————

돼지고기와 가지를 넣고 지은 부드럽고 고소한 건강 솥밥입니다. 가지의 항산화
성분과 미네랄, 돼지고기의 단백질과 비타민 B를 골고루 섭취할 수 있어요.

칼로리
490kcal

탄수화물
83g(34%)

재료

혼합 잡곡 1컵
다진 돼지고기 80g
가지 100g
대파 30g
간장볶음 양념 1큰술*
참기름 조금
물 150mL

이렇게 만들어요

1 잡곡쌀은 물에 충분히 불렸다가 체에 밭쳐둔다.

2 돼지고기에 간장볶음 양념을 넣어 30분간 재운다.

3 가지는 어슷하게 반달썰기 하고, 대파는 송송 썬다.

4 달군 팬에 참기름을 두르고 대파와 돼지고기, 가지 순으로 넣어 볶는다.

5 솥에 잡곡과 물을 넣고 볶은 대파, 돼지고기, 가지를 올린 뒤 밥을 짓는다.

··· 불린 쌀을 사용할 때는 평소 밥을 안칠 때보다 물 양을 적게 잡으세요.

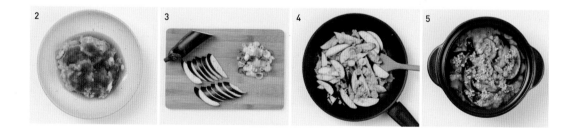

간장볶음 양념(p.70 참조) : 간장 · 배 · 양파 3g씩, 맛술 2g, 다진 마늘 1g

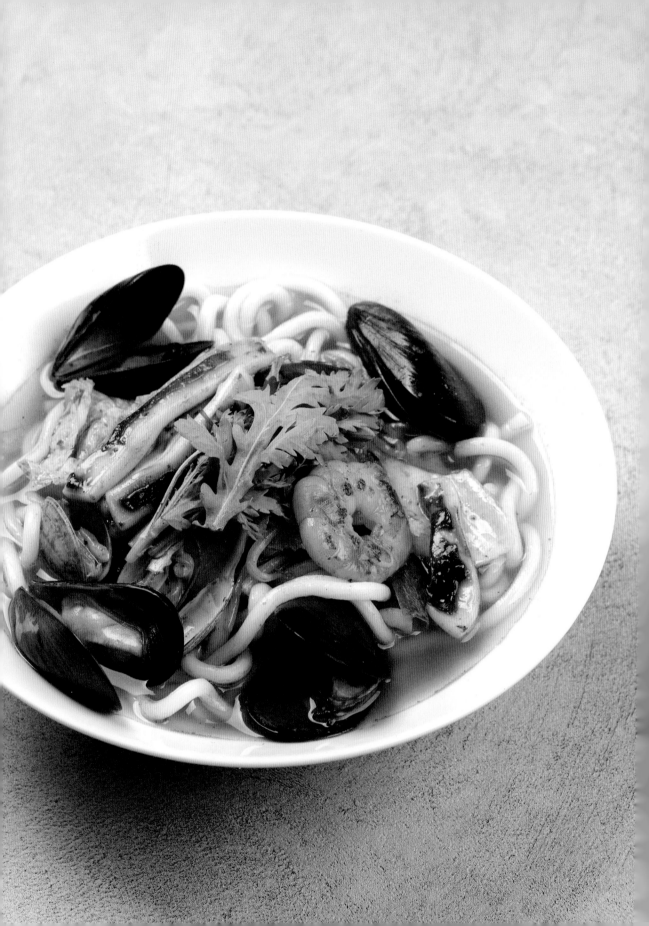

얼큰 해물우동

다양한 해산물을 넣고 얼큰하고 시원한 우동을 만들어보세요. 해물과 채소를 듬뿍
넣어 우동사리와 함께 먹으면 국수도 당뇨 환자에게 훌륭한 한 끼가 됩니다.

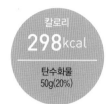

칼로리
298kcal

탄수화물
50g(20%)

재료

오징어 20g
칵테일새우 1마리
바지락 3개
홍합 4개
배추 30g
양파 20g
숙주나물 50g
대파 5g
쑥갓 10g
식용유 조금
우동사리 140g

양념
고춧가루 1큰술
간장 1큰술
맛술 1/2큰술
다진 마늘 1작은술
생강 · 후춧가루 조금씩

멸치육수 500mL *

이렇게 만들어요

1 배추는 한입 크기로 썬다. 대파는 5cm 길이로 썰고, 양파는 채 썬다.

2 양념 재료를 한데 넣어 섞는다.

3 냄비에 식용유를 두르고 배추, 양파, 숙주, 대파를 넣어 양념을 해서 볶다
   가 해물을 넣어 조금 더 볶는다.

4 ③에 멸치육수를 붓고 끓인다.

5 끓는 물에 우동사리를 데친 뒤 체에 밭쳐 물기를 뺀다.

6 그릇에 삶은 우동사리를 담고 ④의 국물을 부은 다음 쑥갓을 올린다.

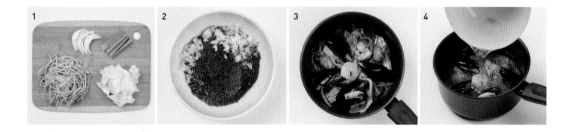

*멸치육수 : 멸치 1줌, 다시마(5×7cm) 1장, 대파 1/2개, 마늘 3개, 국간장 1큰술, 물 500mL

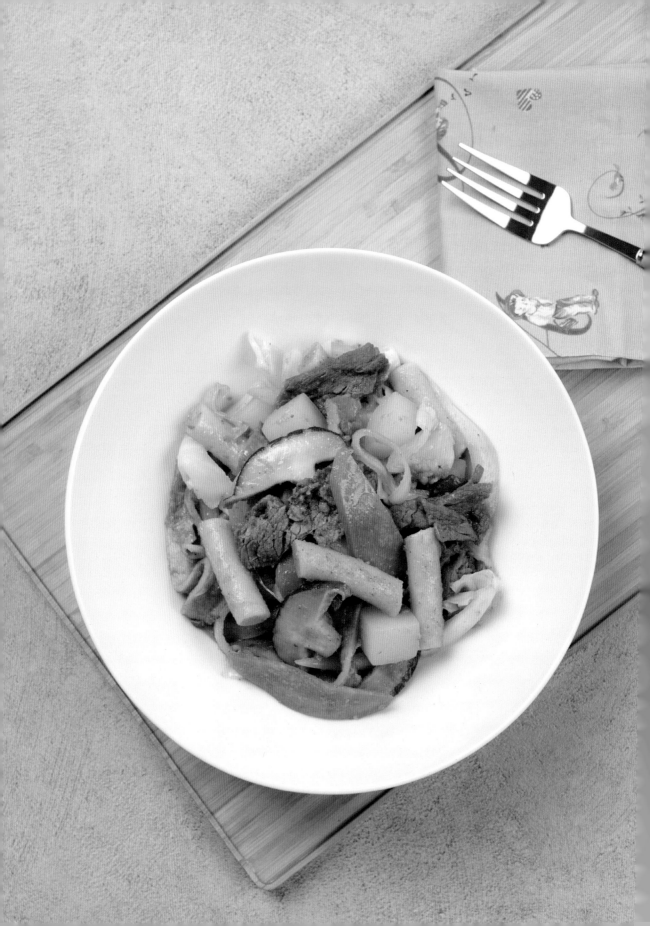

궁중떡볶이

간장으로 맛을 낸 궁중떡볶이는 고추장 떡볶이에 비해 당질 함량이 낮고, 다양한 재료를 함께 섭취할 수 있어 당뇨 환자에게 추천하는 음식입니다. 쇠고기와 채소를 듬뿍 넣어 영양만점 떡볶이를 만들어보세요.

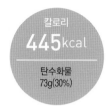

칼로리
445kcal

탄수화물
73g(30%)

재료

떡볶이용 현미떡 80g
쇠고기(불고기용) 40g
곤약 40g
어묵 50g
양파 80g
양배추 50g
당근 10g
표고버섯 1개

간장볶음 양념 3큰술*

식용유 조금

이렇게 만들어요

1 쇠고기에 간장볶음 양념 1/2큰술을 넣어 10분간 재운다.

2 양파, 양배추, 당근, 표고버섯, 어묵은 채 썰고, 곤약은 깍둑썰기 한다.

3 떡은 끓는 물에서 살짝 데친다.

4 달군 팬에 식용유를 두르고 밑간한 쇠고기를 볶다가 채소를 넣어 볶는다.

5 ④에 떡과 남은 간장볶음 양념을 넣어 좀 더 볶는다.

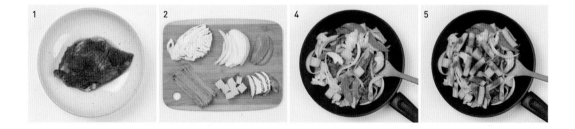

*간장볶음 양념(p.70 참조) : 배 · 양파 · 간장 · 올리고당 10g씩, 맛술 5g, 다진 마늘 3g

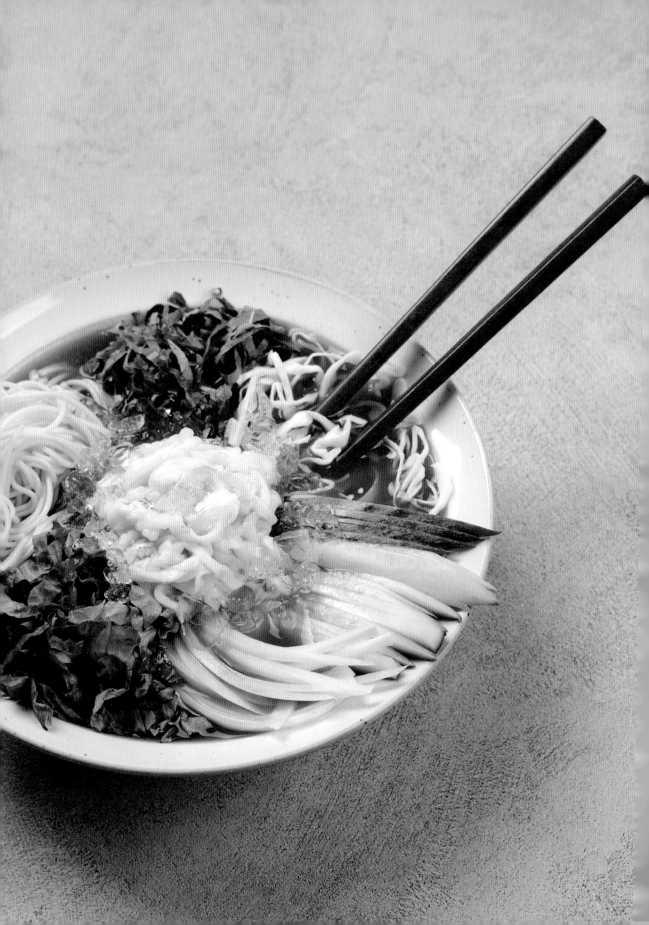

한치물회국수

한치로 새콤하고 매콤한 물회국수를 만들어보세요. 한치는 타우린과 불포화지방
산이 풍부해 심혈관질환을 예방하는 데 도움을 줍니다. 양배추와 상추 등 채소를
넣어 부족한 영양소를 채웠어요.

칼로리
473kcal

탄수화물
83g(34%)

재료

한치 100g
국수 90g
오이 50g
양배추 50g
양파 40g
상추 2장
깻잎 3장

육수
멸치 1줌
국간장 3큰술
대파 30g
다시마(5×7cm) 1장
마늘 3개
물 500mL

초고추장 양념 3큰술*

이렇게 만들어요

1 냄비에 육수 재료를 넣고 팔팔 끓인 뒤 식힌다.

2 식힌 육수에 초고추장 양념을 섞은 뒤 냉동실에 넣어 살짝 얼린다.

3 한치와 오이, 양배추, 양파, 상추, 깻잎은 길게 채 썬다.

4 끓는 물에 국수를 삶는다. 삶은 국수는 찬물에 헹구고 체에 밭쳐 물기를
뺀다.

5 그릇에 국수를 담고 채소, 한치 순으로 올린 뒤 얼려둔 ②의 육수를 붓는다.

··· 국수 대신 밥 1공기(210g)로 대체해도 좋아요.

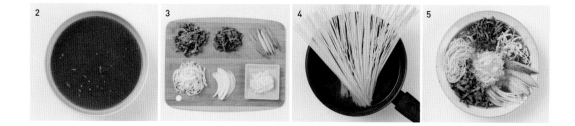

초고추장 양념(p.72 참조) : 고추장 5g, 올리고당 4g, 식초 2g, 사과 · 배 · 다진 마늘 1g씩

173

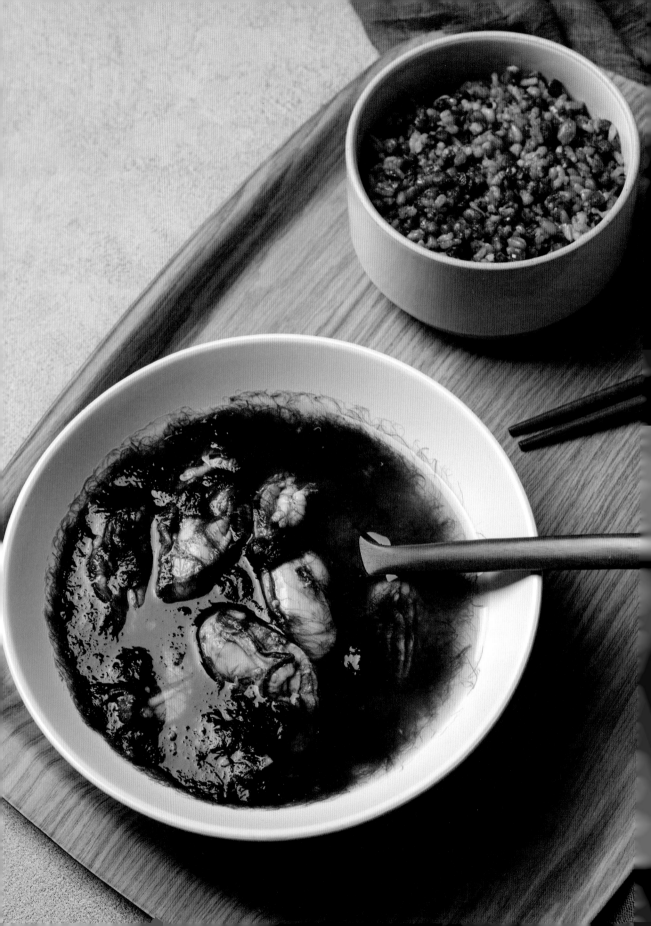

매생이 굴국

시원한 맛이 매력적인 매생이 굴국은 만드는 법이 간단해 뚝딱 차려낼 수 있어요.
매생이는 알긴산이 들어있어 콜레스테롤을 낮추고 나트륨을 배출하는 데 도움을
줍니다. 굴은 각종 비타민과 미네랄이 풍부한 강장식품이에요.

칼로리
413kcal

탄수화물
73g(30%)

재료

굴 100g
건조 매생이 2g
국간장 1작은술
다진 마늘 1/2작은술
렌틸콩밥 1공기(210g)

육수
국물용 멸치 10마리
다시마(5×7cm) 1장
물 300mL

이렇게 만들어요

1 냄비에 멸치와 다시마, 물을 넣고 팔팔 끓여 육수를 만든다.

2 굴은 연한 소금물에 흔들어 씻어 체에 밭쳐둔다.

3 ①의 육수에 굴과 다진 마늘을 넣고 끓인다. 올라오는 거품은 숟가락으로 떠낸다.

4 건조 매생이를 넣고 국간장을 넣어 간을 한다.

5 그릇에 담고 렌틸콩밥과 함께 낸다.

… 렌틸콩밥 대신 떡국용 떡(150g)을 넣어 매생이 굴떡국을 끓여도 좋아요.

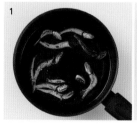 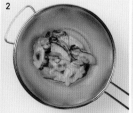 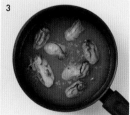 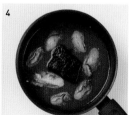

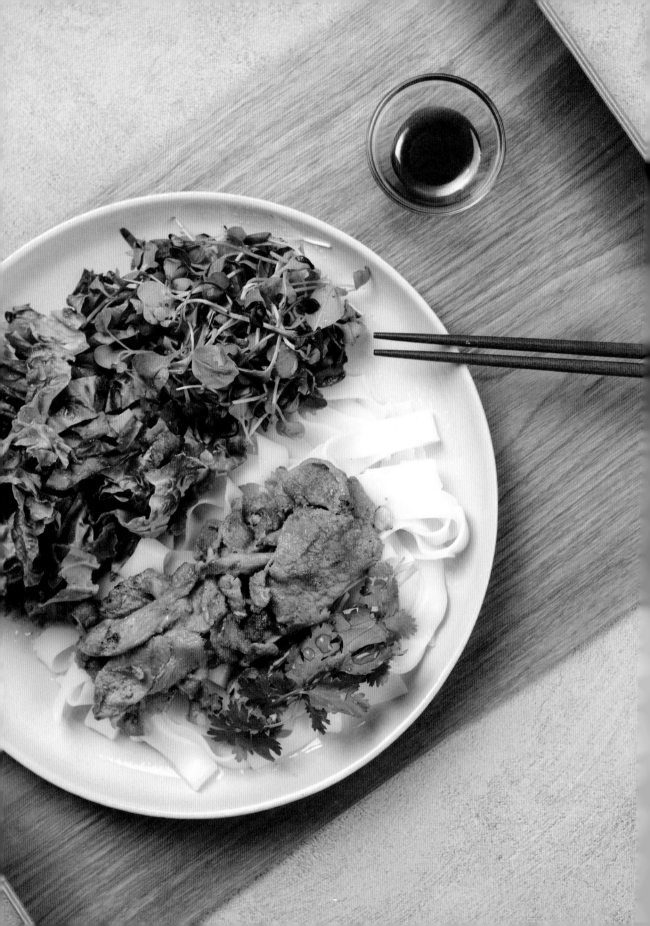

비빔쌀국수

베트남의 분짜가 연상되는 비빔쌀국수입니다. 고추장 비빔국수보다 당질 함량이 낮을 뿐 아니라 비타민이 풍부한 어린잎채소와 무설탕 간장양념에 볶은 돼지고기로 영양이 풍부한 한 끼를 만들 수 있어요.

칼로리
512kcal

탄수화물
53g(22%)

재료

돼지고기 앞다리살 100g
쌀국수 60g
어린잎채소 1줌
상추 5장
고수 조금
간장볶음 양념 1큰술*
피시소스 1작은술
식용유 조금

이렇게 만들어요

1 돼지고기에 간장볶음 양념으로 밑간해 잰다.

2 쌀국수는 찬물에 담가 30분 이상 불린다.

3 상추와 고수는 한입 크기로 썬다. 어린잎채소는 물에 씻은 뒤 체에 밭쳐 물기를 없앤다.

4 끓는 물에 쌀국수를 삶은 뒤 체에 밭쳐 물기를 뺀다.

5 달군 팬에 식용유를 조금 두르고 양념한 돼지고기를 볶는다.

6 접시에 쌀국수와 돼지고기, 채소를 담고 피시소스를 곁들인다.

… 피시소스 대신 멸치액젓으로 대체할 수 있어요.

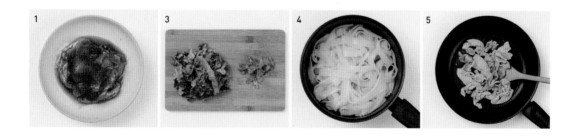

*간장볶음 양념(p.70 참조) : 간장 · 배 · 양파 3g씩, 맛술 2g, 다진 마늘 1g

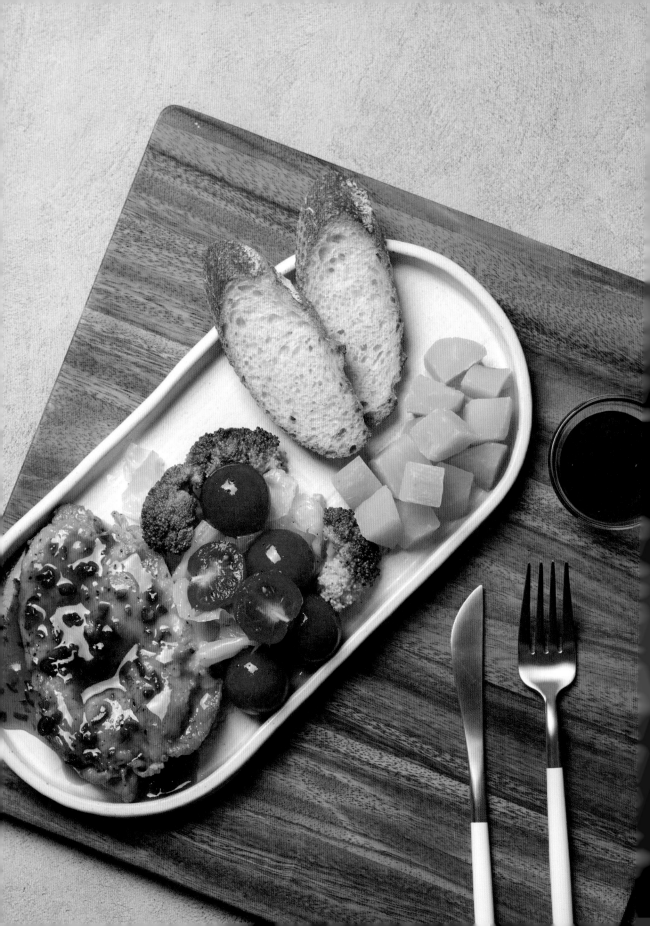

닭다리살 스테이크 ─────

쇠고기로 만든 스테이크가 부담스럽다면 닭다리살 스테이크를 만들어보세요. 닭
껍질을 벗겨내고 조리해 맛이 더 담백하고 지방 섭취를 줄일 수 있어요. 구운 채소
를 곁들여 근사한 한 끼를 만들어보세요.

칼로리
358kcal
─────
탄수화물
25g(10%)

재료

닭다리살 80g
고구마 70g
전분 1/2큰술
양배추 30g
방울토마토 5개
브로콜리 75g
올리브오일 조금

바게트 2조각(35g)

닭다리살 밑간
청주 1/2큰술
소금·후춧가루 조금씩

소스
간장 2큰술
올리고당 1큰술
식초 1/2큰술
전분 1/3작은술
다진 청양고추 1작은술
물 1컵

이렇게 만들어요

1 닭다리살은 껍질을 벗긴 뒤 청주와 소금, 후춧가루로 밑간한다.

2 양배추는 한입 크기로 썰고 고구마는 깍둑썰기 한다. 브로콜리는 한입 크
기로 자른다.

3 냄비에 소스 재료를 넣고 고루 섞어 살짝 조린다.

4 고구마는 끓는 물에 삶은 뒤 체에 받쳐 물기를 없앤다. 브로콜리는 끓는 물
에 데쳐서 찬물에 담갔다가 체에 받쳐 물기를 없앤다.

5 ①의 닭다리살에 전분옷을 입힌 뒤 팬에 올리브오일을 두르고 노릇하게
굽는다.

6 다른 팬에 올리브오일을 두르고 양배추와 브로콜리, 방울토마토를 넣고 소
금과 후춧가루를 뿌려 살짝 볶는다.

7 접시에 채소, 고구마, 바게트를 담고 닭다리살 스테이크를 올린 뒤 소스를
끼얹는다.

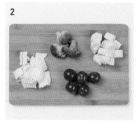
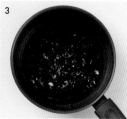
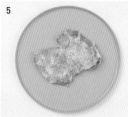
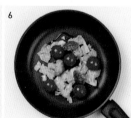

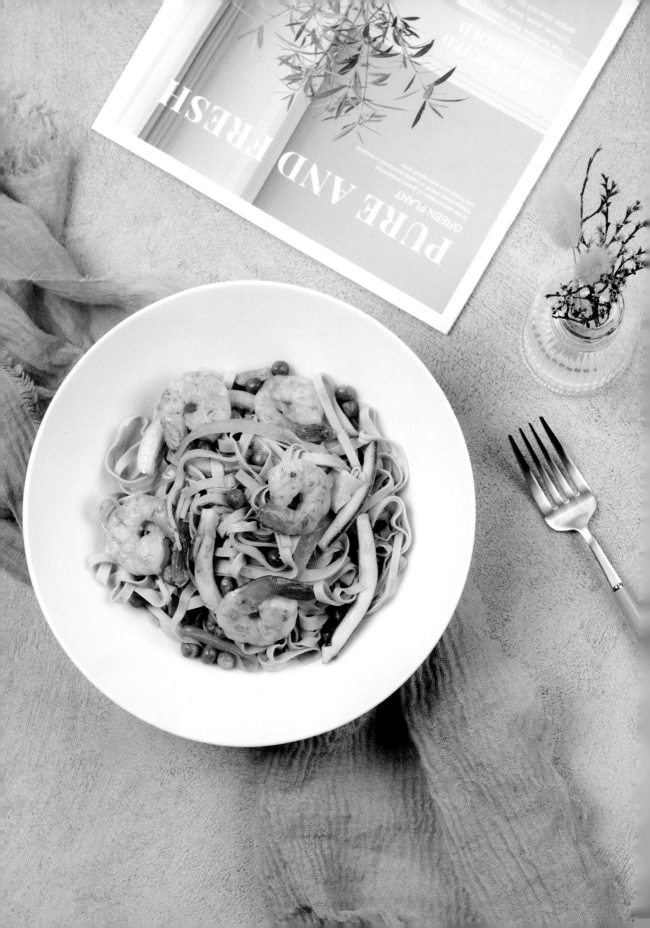

건두부 해물볶음

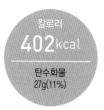

칼로리
402kcal

탄수화물
27g(11%)

건두부는 탄수화물 제로 식품이지만 포만감이 좋아서 국수 대신 쓰면 다이어트에
효과적이에요. 좋아하는 해산물과 채소를 듬뿍 넣고 청양고추나 페퍼론치노를 더
해 매콤하게 즐겨보세요.

재료

건두부 130g
칵테일새우 5마리
오징어(몸통 부분) 75g
양파 40g
대파 15g
애호박 40g
통조림 완두콩 70g

간장조림 양념 4큰술*

식용유 조금

이렇게 만들어요

1 건두부는 끓는 물에 살짝 데친 다음 체에 밭쳐 물기를 없앤다.

2 오징어는 몸통 부분을 준비해 양파, 애호박과 함께 채 썬다. 대파는 송송
  썬다.

3 달군 팬에 식용유를 두르고 대파와 양파를 볶다가 오징어와 새우를 넣어
  볶는다.

4 ③에 데친 건두부와 애호박, 완두콩을 넣고 간장조림 양념으로 간해 볶는다.

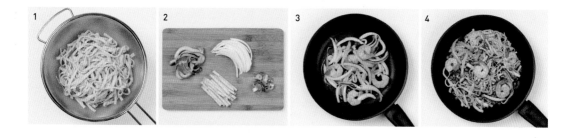

*간장조림 양념(p.70 참조) : 간장 33g, 올리고당 23g, 다진 마늘 3g

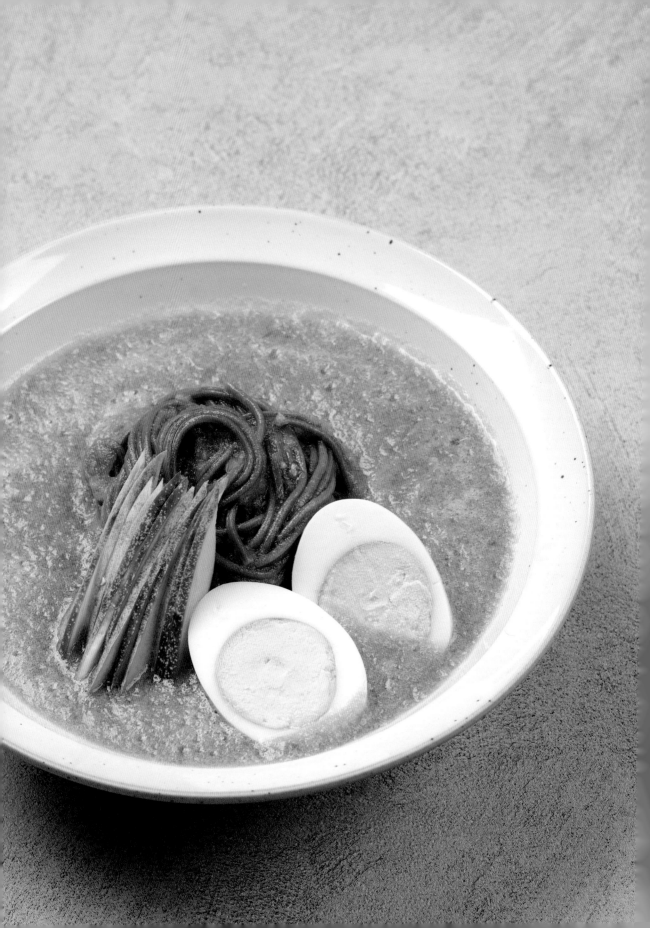

토마토국수

신선한 토마토와 양파를 곱게 갈아 새콤달콤하게 맛을 내면 입맛 돋우는 저칼로리
국수가 완성됩니다. 좋아하는 채소를 듬뿍 넣어 무더운 여름날 별미로 즐겨보세요.

칼로리
358kcal

탄수화물
58g(25%)

재료

메밀국수 70g
삶은 달걀 1개
오이 50g

토마토 양념장
토마토(중간 크기) 2개
양파 30g
식초 1큰술
나트비아 1큰술
소금 조금

이렇게 만들어요

1 토마토는 열십자(十)로 칼집을 낸 뒤 끓는 물에 1분간 데쳐 껍질을 벗긴다.

2 양파와 오이는 채 썰고 삶은 달걀은 껍질을 벗겨 길게 반 자른다.

3 믹서에 토마토와 양파, 식초, 나트비아, 소금을 곱게 간 뒤 냉장고에 넣어
  차갑게 한다.

4 메밀국수는 끓은 물에 삶은 다음 찬물에 헹구고 체에 밭쳐 물기를 뺀다.

5 그릇에 삶은 메밀국수를 담고 ③의 국물을 붓는다.

6 삶은 달걀과 채 썬 오이를 올린다.

⋯ 메밀국수 대신 곤약국수를 넣으면 칼로리를 낮출 수 있어요.
   양파는 얇게 채 썰어서 찬물에 30분정도 담가두면 매운맛을 없앨 수 있어요.

1 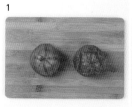 2 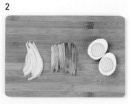 3 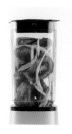 4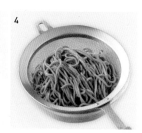

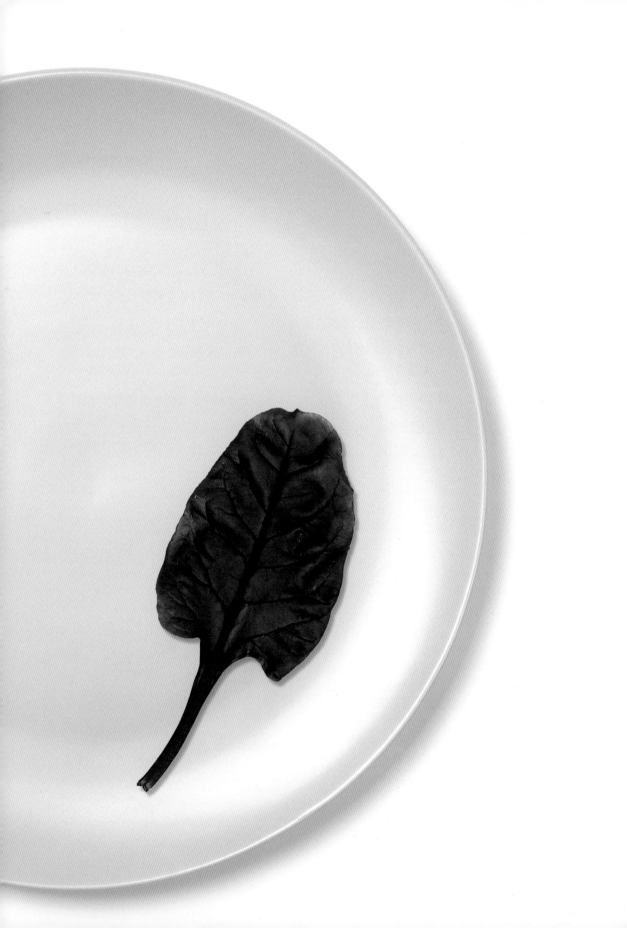

CHAPTER 3
외식보다 맛있는 브런치

당질을 제한한다고 무조건 환자식처럼 먹을 필요는 없어요. 리소토나 프리타타, 파스타, 스튜 등 다양한 브런치 메뉴들을 소개합니다. 당질 섭취는 줄이고 신선한 채소와 고기, 두부, 콩 등으로 맛과 영양은 높인 당뇨 맞춤식 브런치 메뉴로 분위기를 바꾸어보세요.

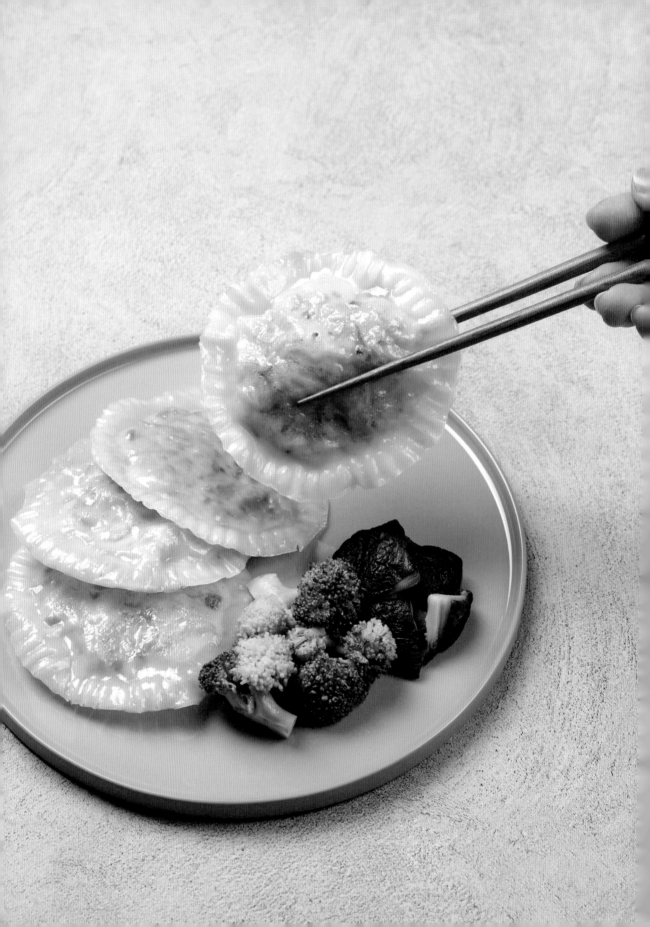

모둠버섯 라비올리 ——————

라비올리는 채소나 고기 등 다양한 재료로 속을 채운 이탈리아식 만두입니다. 만두피에 새우와 채소를 넣어 탄수화물과 단백질, 비타민, 미네랄을 골고루 섭취할 수 있어요.

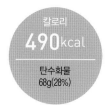

칼로리
490kcal

탄수화물
68g(28%)

재료

만두피 8장
브로콜리 1/4개
표고버섯 30g

만두소
칵테일새우 5마리
양파 25g
표고버섯 10g
새송이버섯 10g
느타리버섯 10g
당근 15g
소금 조금
후춧가루 조금

달걀노른자 1/2개
올리브오일 조금

이렇게 만들어요

1 만두소용 버섯과 양파, 당근, 새우는 곱게 다진다. 달걀노른자는 곱게 푼다.

2 팬에 올리브오일을 두르고 다진 재료들을 넣고 볶다가 소금과 후춧가루로 간한다.

3 만두피 위에 ②의 재료를 적당히 올린 뒤 만두피 가장자리에 빙 둘러가며 달걀노른자를 바른다.

4 또 다른 만두피로 덮은 뒤 잘 붙도록 포크로 꾹꾹 누른다.

5 끓는 물에 넣어 익힌 뒤 팬에 살짝 굽는다.

6 브로콜리는 작은 송이로 나누고, 브로콜리는 4등분한 뒤 끓는 물에 살짝 데쳐 곁들인다.

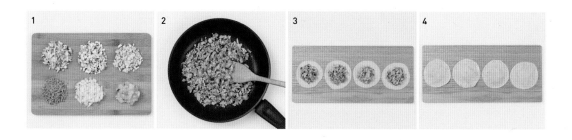

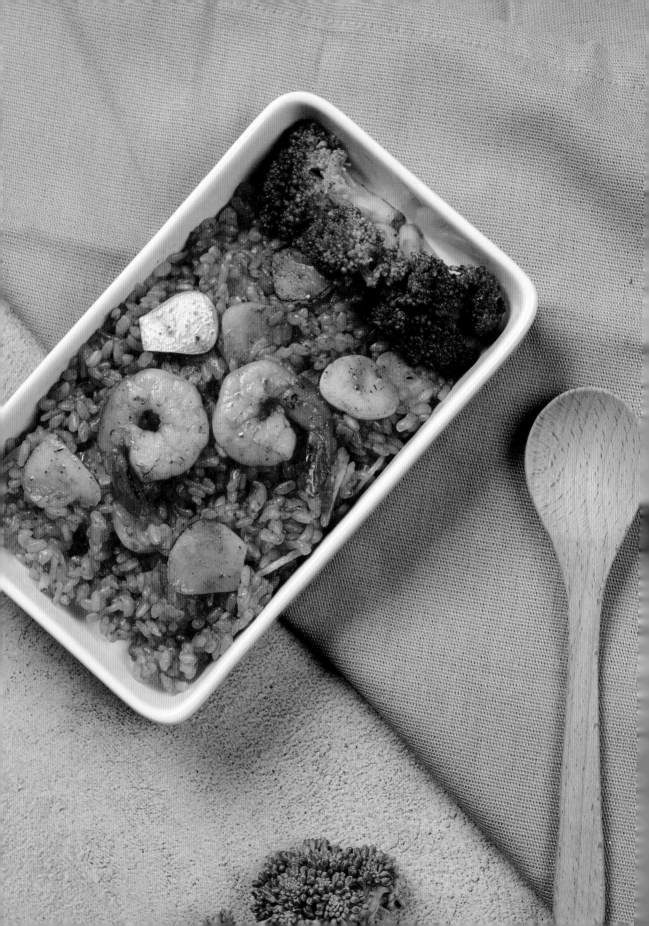

칠리새우 곤약리소토 ——————

칼로리
410kcal

탄수화물
61.9g(25%)

곤약쌀과 잡곡을 반반 섞어 탄수화물 함량을 크게 줄인 해물리소토입니다. 매콤하면서 새콤달콤한 맛이 있어 입맛 없을 때 제격입니다. 기호에 따라 고춧가루를 조금 더 넣어도 좋아요.

재료

곤약쌀 50g
현미밥 1/3공기(70g)
칵테일새우 3마리
브로콜리 50g
양파 25g
마늘 3개
버터 1작은술

칠리소스
하프 토마토케첩 1큰술
나트비아 1/2큰술
간장 1작은술
레몬즙 1작은술
고춧가루 1작은술
물 3큰술
후춧가루 조금

이렇게 만들어요

1 곤약쌀을 물에 헹군 뒤 체에 밭쳐 물기를 빼고 프라이팬에 볶는다.

2 양파는 잘게 다지고, 마늘은 편으로 썬다. 브로콜리는 작은 송이로 자른다.

3 끓는 물에 브로콜리를 넣어 데친 뒤 건져둔다.

4 칠리소스의 재료들을 한데 섞는다.

5 달군 팬에 버터를 녹인 뒤 양파와 마늘을 볶다가 새우를 넣고 함께 볶는다.

6 ⑤에 곤약쌀과 현미밥을 넣고 볶다가 칠리소스로 맛을 낸다. 마지막에 브로콜리를 넣어 볶는다.

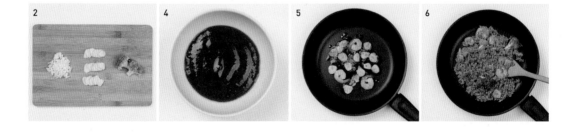

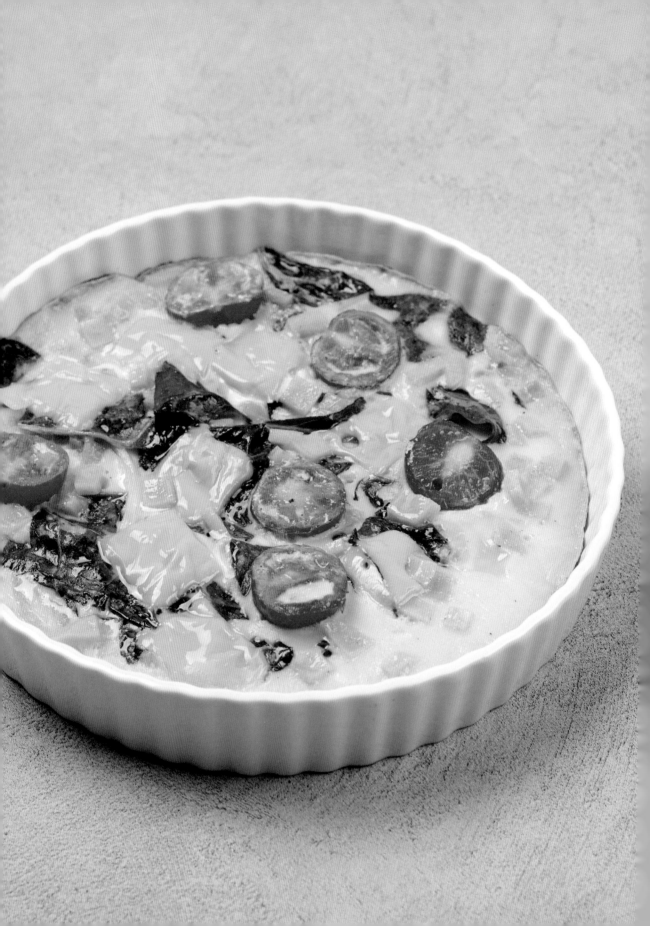

떡 프리타타

프리타타는 푼 달걀에 여러 재료들을 섞어 굽는 이탈리아식 오믈렛입니다. 떡을 추가해 든든한 한 끼 식사로 만들어보세요. 부드러운 프리타타 속 쫄깃쫄깃하게 씹히는 떡의 식감이 별미입니다.

칼로리
445kcal

탄수화물
73g(30%)

재료

떡국용 현미떡 1줌
시금치 100g
방울토마토 3개
양파 40g
달걀 2개
우유 4큰술
슬라이스 체다치즈 1장
소금 조금
후춧가루 조금
식용유 조금

이렇게 만들어요

1 떡국용 떡은 물에 담갔다가 건져 굵게 다진다.

2 양파는 채 썰고 시금치는 한입 크기로 자른다. 방울토마토는 반 자른다.

3 달걀과 우유를 곱게 풀고 소금과 후춧가루로 간한다.

4 오목한 팬에 식용유를 두르고 떡과 양파, 시금치, 방울토마토 순으로 넣어 볶는다.

5 ③의 달걀물을 붓고 슬라이스 체다치즈를 뜯어 넣은 뒤 약한 불에서 익힌다. 오븐으로 조리할 때는 180℃로 예열한 뒤 15~18분 정도 익힌다.

… 떡국용 떡 대신 다른 떡이나 빵을 넣어도 맛있어요.

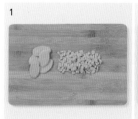 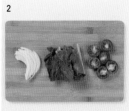 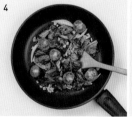 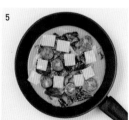

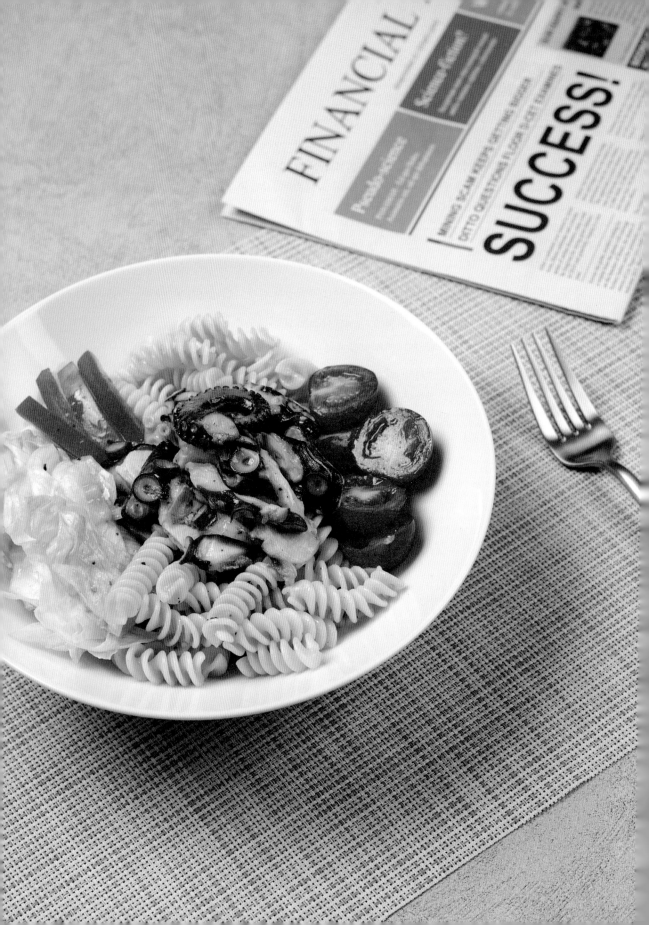

문어샐러드 파스타 ————

타우린이 풍부한 문어는 인슐린 분비를 촉진해 당뇨 환자에게 좋은 식품입니다. 파스타와 채소를 넣고 드레싱을 하면 필요한 영양소가 모두 들어간 한 끼 샐러드를 즐길 수 있어요. 푸실리 대신 펜네 같은 다른 숏 파스타로 대신해도 좋아요.

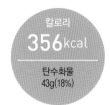

칼로리
356kcal

탄수화물
43g(18%)

재료

삶은 문어다리 150g
푸실리 60g
양상추 70g
주황 파프리카 15g
방울토마토 4개
올리브오일 조금

오리엔탈 드레싱
올리브오일 1큰술
레몬즙 1큰술
식초 1큰술
소금 조금
후춧가루 조금

이렇게 만들어요

1 푸실리는 끓는 물에 삶아 건진 뒤 올리브오일로 버무린다.

2 삶은 문어다리는 얇게 저미고, 파프리카는 가늘게 채 썬다. 양상추는 한입 크기로 뜯고 방울토마토는 반 자른다.

3 소스 재료를 한데 넣고 골고루 섞어 오리엔탈 드레싱을 만든다.

4 파스타에 문어, 채소, 오리엔탈 드레싱을 넣고 골고루 버무린다.

⋯ 쇼트 파스타의 종류에는 펜네, 푸실리, 리가토니, 콘길리에 등이 있어요.

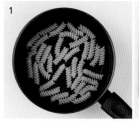
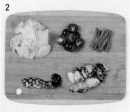
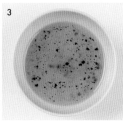
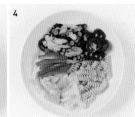

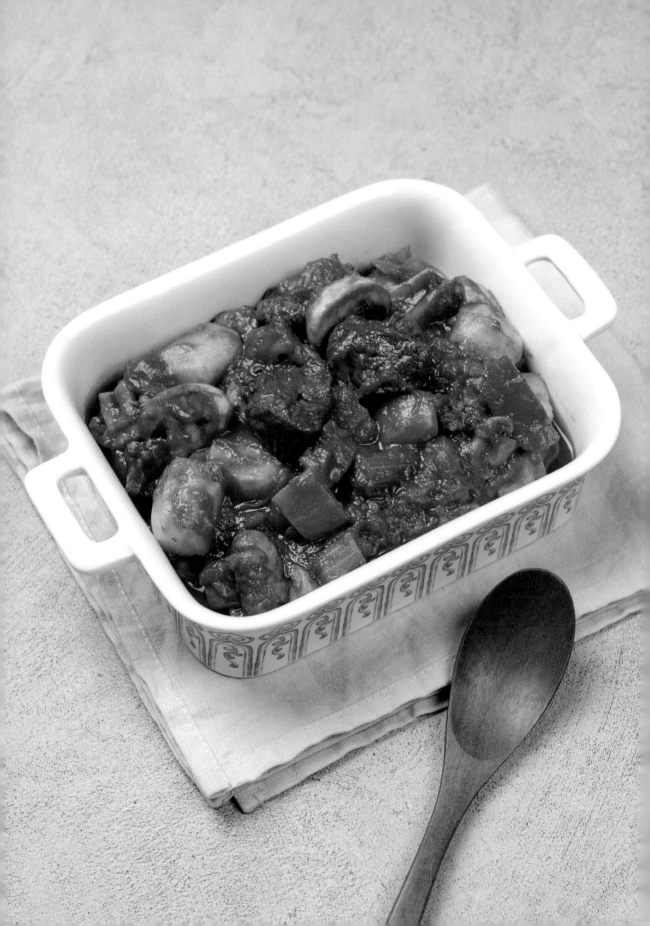

비프 채소스튜

스튜는 고기와 채소 등 여러 가지 재료를 오랫동안 푹 끓여 만드는 서양식 찌개입니다. 쇠고기, 토마토, 다양한 채소를 넣어 만들어보세요. 담백한 식사빵과도 잘 어울립니다.

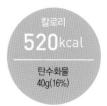

칼로리
520kcal

탄수화물
40g(16%)

재료

쇠고기 사태 100g
홀토마토 200g
양파 50g
감자 1개(140g)
당근 70g
양송이버섯 2개
셀러리 45g
마늘 2개
버터 1작은술
레드와인 1½큰술
물 50mL

렌틸콩밥 1공기(210g)

쇠고기 밑간
올리브오일 1/2큰술
소금 조금
후춧가루 조금

이렇게 만들어요

1 쇠고기는 올리브오일과 소금, 후춧가루를 넣어 밑간한다.

2 쇠고기, 감자, 당근은 한입 크기로 썰고, 양송이버섯은 4등분한다. 셀러리는 1cm 길이로 썰고, 마늘은 편으로 썬다. 양파는 네모지게 썬다.

3 달군 팬에 버터를 녹인 뒤 양파와 마늘을 넣고 타지 않게 휘저어가며 노릇하게 볶는다.

4 ③에 쇠고기와 레드와인, 물을 넣고 볶다가 홀토마토와 남은 채소를 넣고 고루 섞어 뚜껑을 덮고 푹 익힌다.

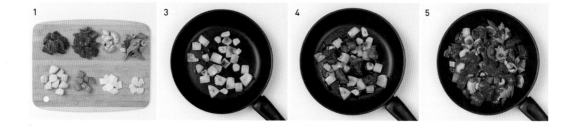

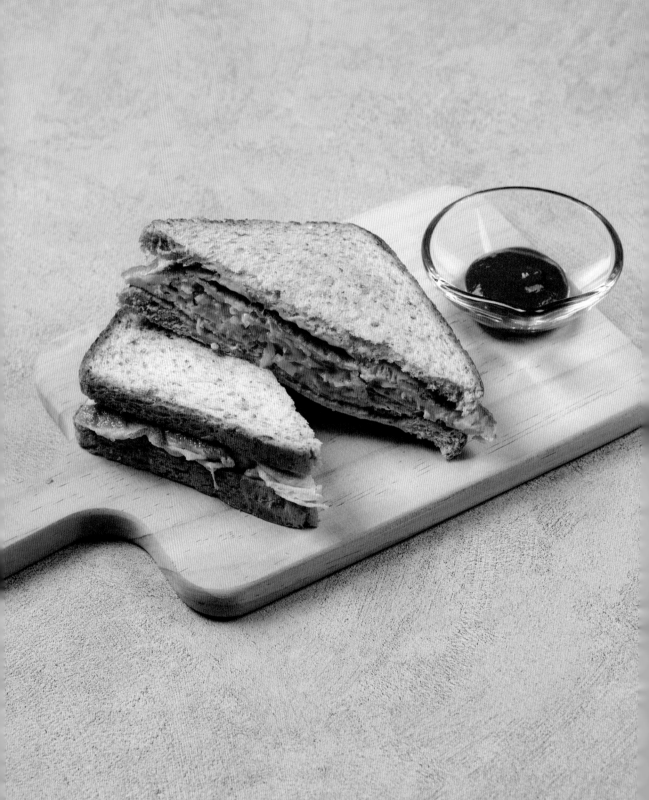

달콤 달걀토스트

추억의 달걀토스트를 혈당 걱정 없는 당뇨 맞춤식 레시피로 만들어보세요. 식이섬유가 풍부한 양배추를 듬뿍 썰어 넣고, 저열량 감미료를 사용해 단맛을 내면 당뇨 환자도 맛있게 먹을 수 있는 달콤한 토스트가 완성됩니다.

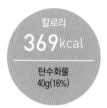

칼로리
369kcal

탄수화물
40g(16%)

재료

통밀 식빵 2장
달걀 2개
양배추 25g
당근 20g
팽이버섯 30g
슬라이스 체다치즈 1장
나트비아 1작은술
식용유 조금

이렇게 만들어요

1 양배추와 당근은 길게 채 썰고, 팽이버섯은 밑동을 잘라내고 반으로 썬다.

2 달걀을 곱게 푼 뒤 채 썬 양배추와 당근, 팽이버섯, 나트비아를 넣어 섞는다.

3 팬에 식용유를 두르고 ②의 달걀물을 식빵 크기로 부친다.

4 마른 팬에 식빵을 노릇하게 굽는다.

5 식빵 위에 달걀부침과 슬라이스 체다치즈를 올리고 나머지 식빵으로 덮는다.

··· 토마토케첩을 추가하고 싶다면 염분과 당을 반으로 줄인 하프 토마토케첩이나 무설탕 토마토케첩을 곁들이세요.

1
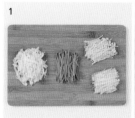

2
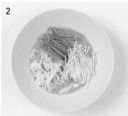

3
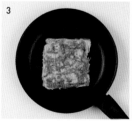

5
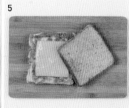

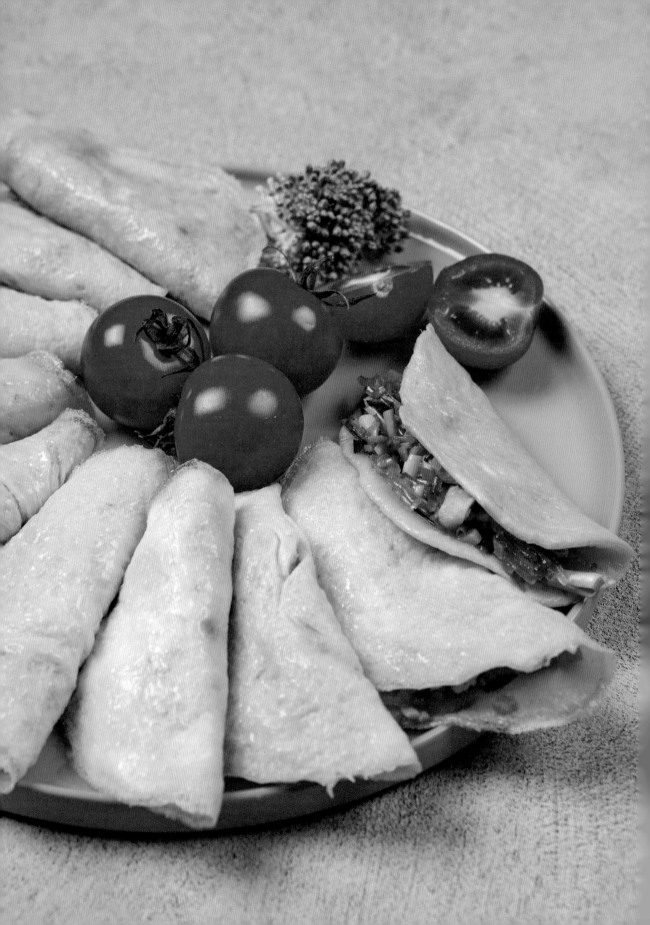

잡채 달걀만두

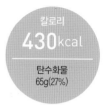

칼로리
430kcal

탄수화물
65g(27%)

곱게 푼 달걀물로 만두피를 만들고 채소와 당면으로 만두소를 채운 독특한 달걀만두입니다. 달걀과 채소, 당면이 들어가 단백질, 탄수화물, 미네랄을 골고루 섭취할 수 있어요. 한입 크기로 만들면 도시락 메뉴로도 좋아요.

재료

달걀 2개
당근 50g
느타리버섯 40g
부추 15g
당면 30g
식용유 조금
소금 조금
후춧가루 조금

방울토마토 4개

이렇게 만들어요

1 당면은 물에 담가 불린다. 불린 당면과 당근, 느타리버섯, 부추는 잘게 다진다.

2 달군 팬에 식용유를 두르고 자른 당면, 당근, 버섯, 부추, 소금, 후춧가루를 볶아 만두소를 만든다.

3 달군 팬에 식용유를 두르고 곱게 푼 달걀물을 만두피 크기로 부어 겉면을 살짝 익힌다.

4 달걀 만두피 위에 ②의 만두소 1큰술을 올린다.

5 반으로 접어 반달 모양을 만들고 양면을 골고루 익힌다.

6 접시에 달걀만두를 담고 방울토마토를 곁들인다.

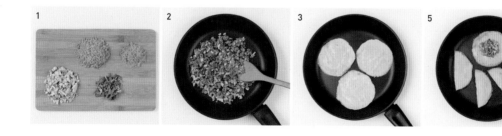

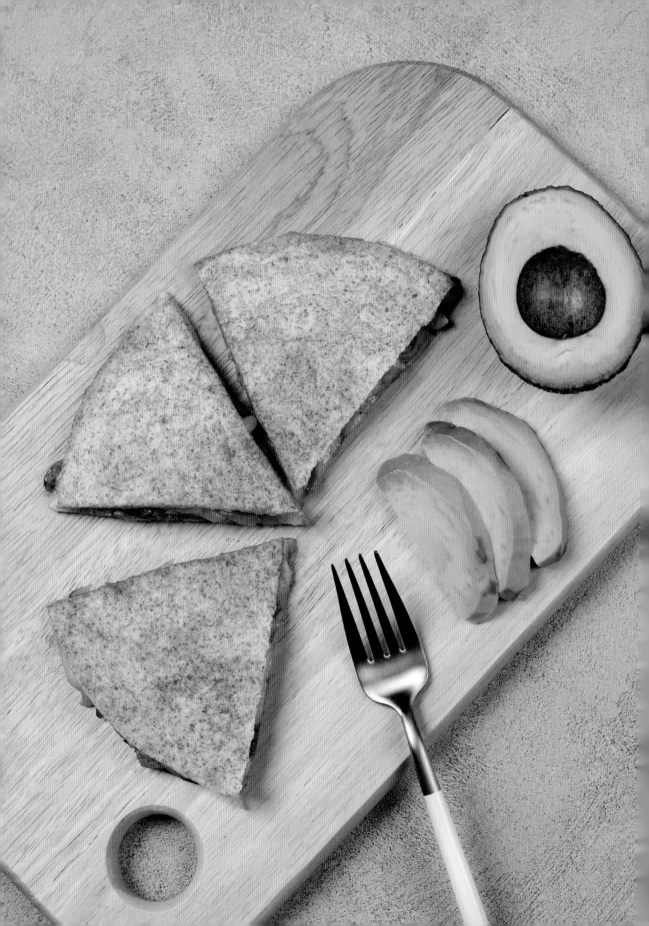

치킨 퀘사디야

퀘사디야는 토르티야에 고기와 채소, 치즈 등을 넣어 살짝 익혀 먹는 멕시코 요리입니다. 닭가슴살을 고추장으로 밑간해 매콤한 퀘사디야를 만들어보세요. 좋아하는 채소를 듬뿍 넣어도 좋습니다.

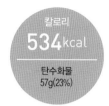

칼로리
534kcal

탄수화물
57g(23%)

재료

통밀 토르티야 1장
닭가슴살 80g
양파 40g
피망 10g
빨강 파프리카 15g
피자치즈 100g
매운볶음 양념 1½큰술*
식용유 조금

이렇게 만들어요

1 닭가슴살은 끓는 물에 삶아 먹기 좋게 찢은 뒤 매운볶음 양념을 넣어 버무린다.

2 토르티야는 반 자르고 양파, 피망, 파프리카는 가늘게 채 썬다.

3 달군 팬에 식용유를 두르고 채 썬 채소들을 넣어 살짝 볶는다.

4 토르티야에 피자치즈를 반 정도 올리고 양념한 닭가슴살, 채소 볶음을 올린 뒤 남은 피자치즈를 뿌린다.

5 나머지 토르티야로 ④를 덮어 오븐 또는 팬에 피자치즈가 녹을 때까지 굽는다.

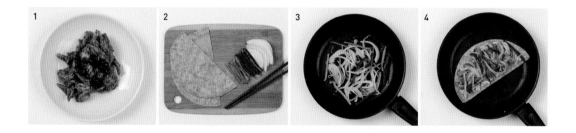

*매운볶음 양념(p.71 참조) : 고추장 5g, 간장 4g, 올리고당 · 간 양파 · 간 사과 3g씩, 다진 마늘 · 생강 · 고춧가루 · 나트비아 · 맛술 1g씩

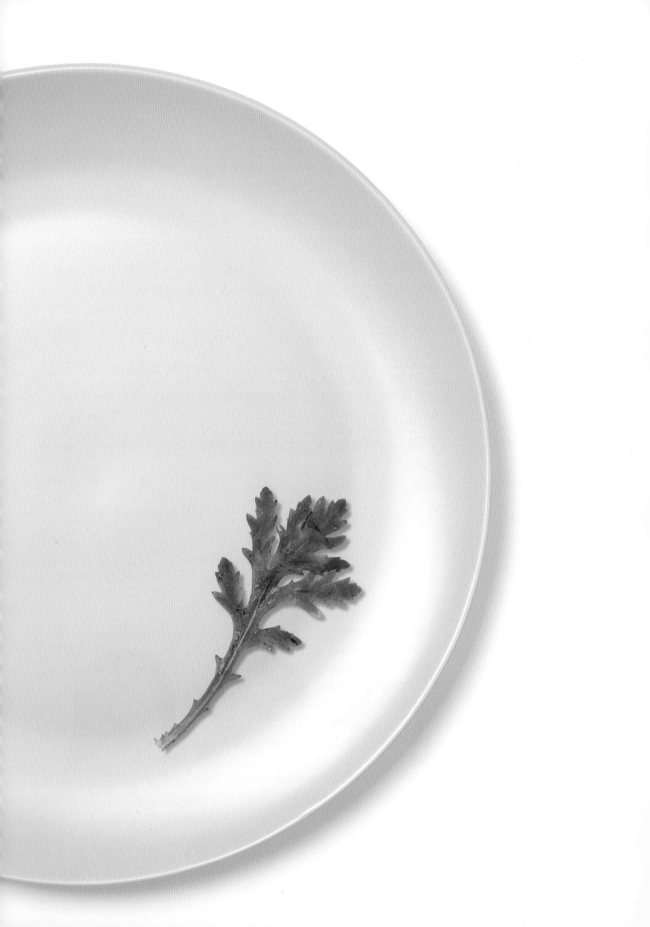

CHAPTER 4
건강한 한 끼 샐러드 & 음료

회식이나 외식으로 어쩔 수 없이 과식했다면 다음 날은 가벼운 샐러드를
준비해보세요. 과식으로 무리한 속을 편안하게 달래줍니다. 혈당 오를 걱
정 없는 당뇨 맞춤 음료 레시피도 소개할게요.

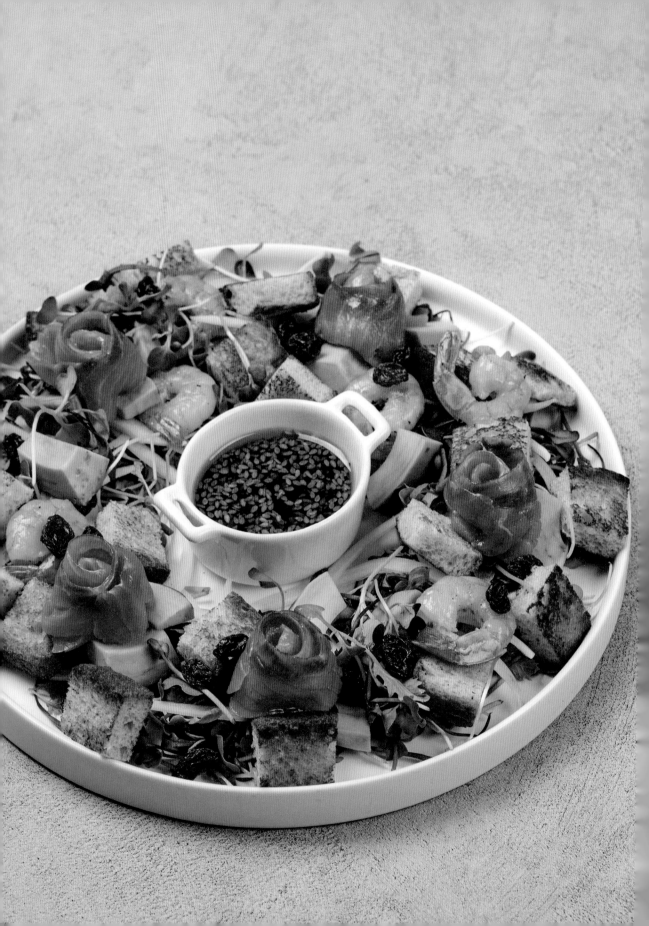

훈제연어 샐러드

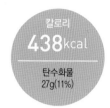

칼로리
438kcal

탄수화물
27g(11%)

불포화지방산이 풍부한 연어와 아보카도를 넣은 샐러드입니다. 연어를 꽃잎처럼 말고 바삭바삭한 크루통을 더해 보기도 좋고 맛도 좋아요. 레시피에 소개된 드레싱 대신 두부마요네즈 소스^{p.229}을 곁들여도 좋아요.

재료

훈제연어 슬라이스 50g
식빵 2장
칵테일새우 50g
어린잎채소 35g
아보카도 30g
양파 40g
건포도 1/2큰술
올리브오일 조금

새우 밑간
소금 조금
후춧가루 조금

드레싱
간장 · 레몬즙 · 올리브오일
2작은술씩
식초 · 다진 마늘 · 통깨
1작은술씩

이렇게 만들어요

1 훈제연어 슬라이스는 꽃 모양으로 돌돌 말고, 새우는 소금과 후춧가루로 밑 간한다.

2 식빵은 주사위 모양으로 썰어 마른 팬에서 노릇하게 굽거나 180℃ 오븐에서 6분간 굽는다.

3 달군 팬에 올리브오일을 두르고 밑간한 새우를 볶는다.

4 아보카도는 주사위 모양으로 깍둑 썰고, 양파는 채 썬다. 양파와 어린잎채소는 찬물에 담갔다가 체에 밭쳐 물기를 뺀다.

5 접시에 어린잎채소를 돌려 담고 그 위에 양파, 건포도, 아보카도, 식빵, 칵테일새우, 연어를 올린 다음 드레싱을 함께 곁들여 낸다.

… 건포도 대신 건크랜베리를 넣어도 좋아요.

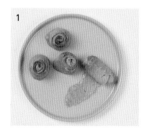
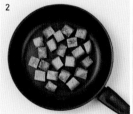
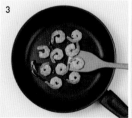
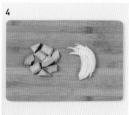

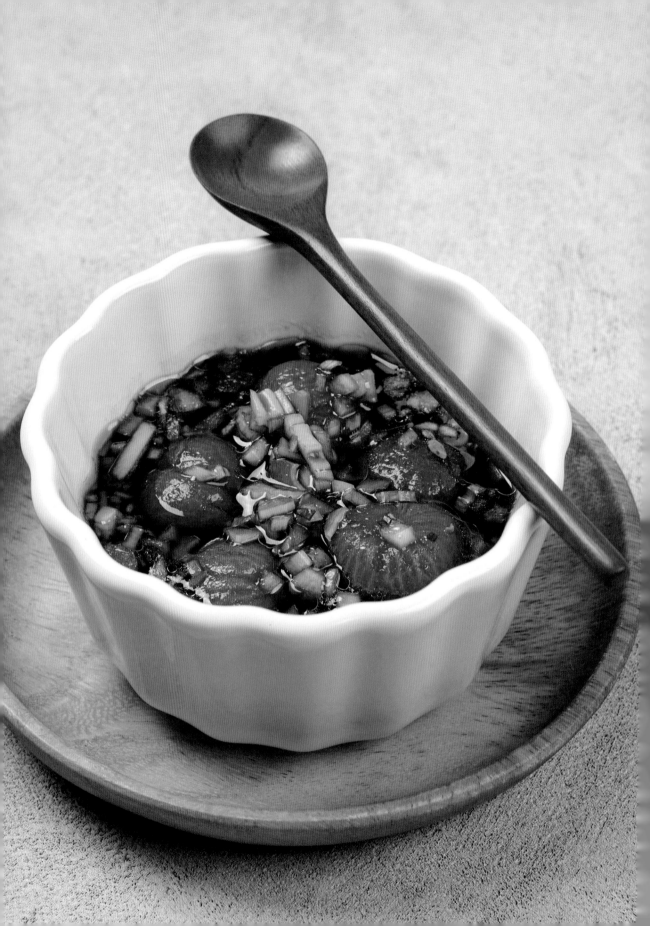

토마토셀러리 마리네이드 ————

애피타이저나 사이드 메뉴로 좋은 토마토셀러리 마리네이드입니다. 살짝 데쳐 껍질을 벗긴 토마토를 드레싱에 재워두면 새콤달콤한 맛이 입맛을 돋워요. 홈 파티 메뉴로 준비해도 손색없어요.

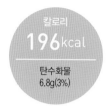

칼로리
196kcal

탄수화물
6.8g(3%)

재료

방울토마토 70g
셀러리 30g
양파 20g
바질 1g

소스
발사믹식초 1큰술
레몬즙 1큰술
올리브오일 1큰술
나트비아 2/3큰술

이렇게 만들어요

1 방울토마토는 열십자(十)로 살짝 칼집을 내 끓는 물에 데친 뒤 찬물에 담가 껍질을 벗긴다.

2 셀러리와 양파, 바질은 잘게 다진다.

3 소스 재료를 분량대로 섞은 뒤 ②의 다진 채소를 넣는다.

4 오목한 접시에 방울토마토를 담고 ③의 소스를 넣어 버무린 뒤 냉장고에 두어 차갑게 한다.

… 방울토마토까지 모두 다져서 샐러드 드레싱으로 활용해도 좋아요.

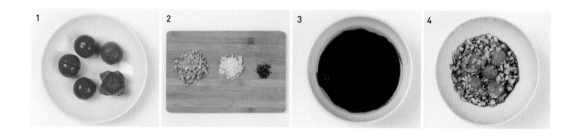

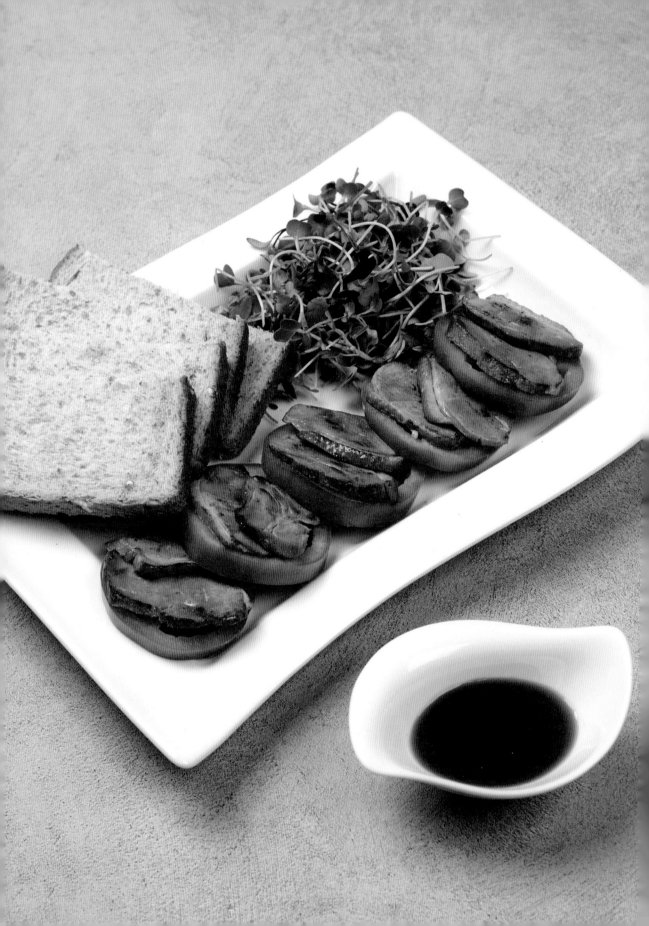

훈제오리토마토 카프레제 ────

토마토는 당질 함량이 낮아 당뇨 환자들이 비교적 자유롭게 섭취할 수 있는 과일입니다. 불포화지방산이 풍부한 오리고기를 곁들여 카프레제처럼 만들어보세요.

칼로리
356kcal

탄수화물
43g(18%)

재료

훈제오리 100g
토마토 1개
어린잎채소 1줌
호밀빵 2쪽

소스
간장 1큰술
레몬즙 1/2큰술
식초 1/2큰술
올리고당 1/2큰술

이렇게 만들어요

1 훈제오리는 팬에 구운 뒤 키친타월 위에 올려 기름을 뺀다.

2 토마토는 도톰하게 썰고 어린잎채소는 물에 씻은 뒤 체에 받쳐 물기를 없앤다.

3 소스 재료를 한데 넣어 섞는다.

4 접시에 구운 오리와 토마토를 번갈아 담고 소스를 끼얹는다. 호밀빵과 어린잎채소도 함께 낸다.

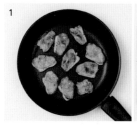
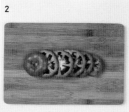
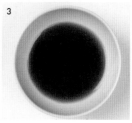
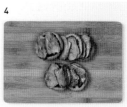

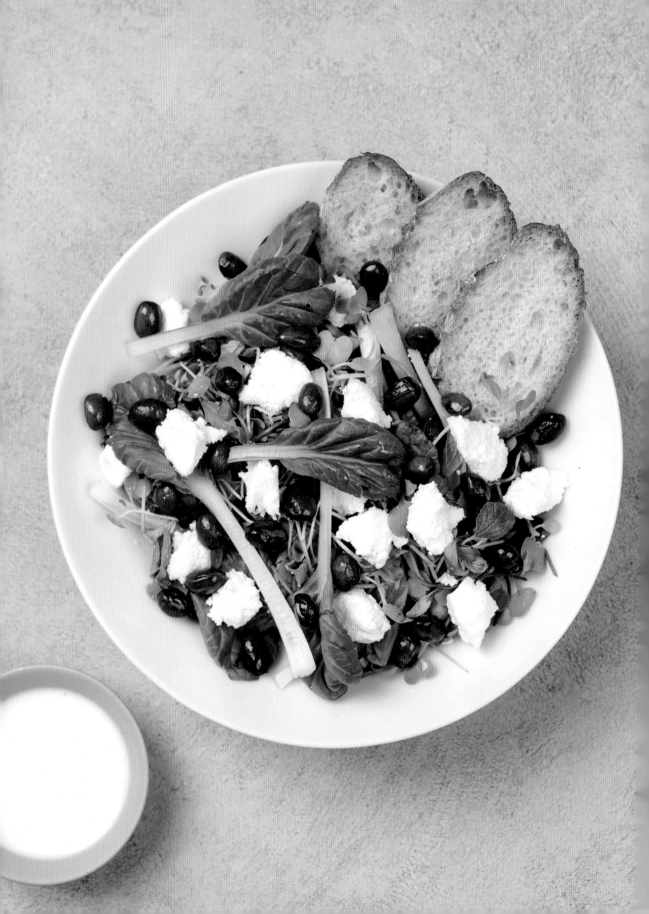

코티지치즈 울타리콩 샐러드——

울타리콩은 나쁜 콜레스테롤을 배출하는 효과가 뛰어나 당뇨 환자에게 좋은 식품입니다. 밤과 비슷한 맛이 나고 식감도 부드러워 다양한 요리에 잘 어울려요. 수제 코티지치즈로 더해 건강한 샐러드를 만들어보세요.

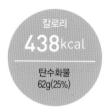

칼로리
438kcal

탄수화물
62g(25%)

재료

울타리콩 40g
어린잎채소 50g
비타민 30g
올리브오일 1작은술
소금 조금
후춧가루 조금

바게트 2조각(35g)

코티즈치즈
우유 250mL
레몬즙 1½큰술
소금 조금

요거트 드레싱
그릭요거트 2큰술
레몬즙 1큰술
꿀 조금

이렇게 만들어요

1 울타리콩은 하룻밤 물에 불려 끓는 물에 푹 삶고 올리브오일, 소금, 후춧가루로 간한다.

2 코티즈치즈용 우유는 중간 불에서 저어주며 끓이다가 레몬즙, 소금을 넣는다. 끓기 시작하면 약한 불로 줄여 계속 저으며 순두부처럼 응고시킨다. 응고시킨 치즈는 면포로 감싸 물기를 꼭 짠다. 완성된 코티지치즈는 냉장고에 두어 차갑게 한다.

3 어린잎채소와 비타민은 물에 헹군 뒤 체에 밭쳐 물기를 뺀다.

4 요거트 드레싱 재료를 고루 섞는다.

5 접시에 채소를 담고 울타리콩과 코티지치즈를 올린 뒤 드레싱을 끼얹는다. 바게트를 곁들여 한 끼 식사로 낸다.

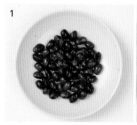

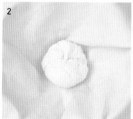

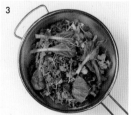

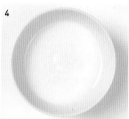

레모네이드

레몬과 저열량 감미료로 과일청을 만들어 시원한 에이드를 즐겨보세요. 맛은 시중 음료와 같지만 칼로리와 탄수화물을 거의 없어 탄산음료가 생각날 때마다 부담 없이 마실 수 있습니다.

칼로리
12kcal

탄수화물
3g(1%)

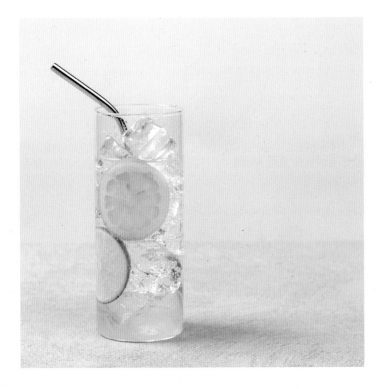

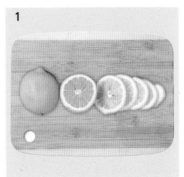

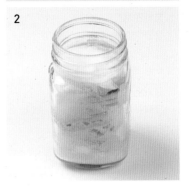

재료

탄산수 200mL

레몬청(10인분)
레몬 4개
나트비아 300g

이렇게 만들어요

1 레몬은 굵은소금으로 문질러 물에 헹군 뒤 동그랗게 썬다.

2 소독한 유리병에 레몬과 나트비아를 켜켜이 쌓는다.

3 나트비아가 반 정도 녹으면 소독한 주걱으로 휘저어 잘 섞은 뒤 밀봉해 냉장고에서 일주일 정도 둔다.

4 컵에 레몬청 2큰술과 탄산수를 넣고 잘 섞은 뒤 얼음을 띄운다.

망고 스무디

항산화 성분이 풍부한 병아리콩과 망고를 함께 갈아 달콤하고 건강한 스무디를 만들어보세요. 한 잔만 마셔도 든든해 식사 대용으로도 좋습니다.

칼로리
352kcal

탄수화물
26g(11%)

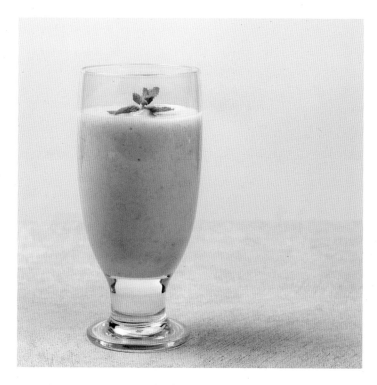

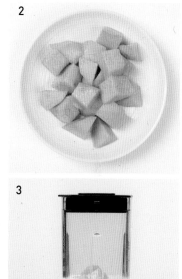

재료

망고 85g
병아리콩 20g
우유 150g
나트비아 2큰술

이렇게 만들어요

1 병아리콩은 물에 하룻 정도 불린 뒤 푹 삶는다.

2 망고는 과육을 적당한 크기로 자른다.

3 믹서에 병아리콩, 망고, 우유, 나트비아를 모두 넣고 곱게 간 뒤 냉장고에 넣어 차갑게 해서 마신다.

··· 통조림으로 된 병아리콩을 사용하면 삶을 필요가 없어 편리해요.

애플오이 가스파초

가스파초는 다양한 과일이나 채소, 올리브오일, 식초 등을 갈아 차갑게 먹는 스페인식 수프입니다. 더운 여름날 갈증을 해소하고 입맛 없을 때 영양을 보충하는 음료로 좋아요.

칼로리
108kcal

탄수화물
16g(7%)

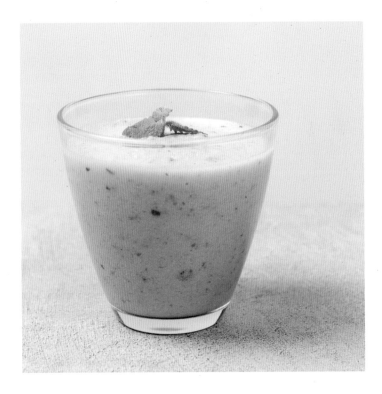

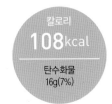

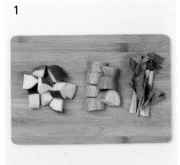

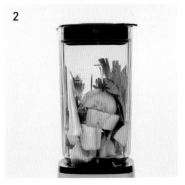

재료

사과 40g
오이 100g
셀러리 30g
사과식초 5g
올리브오일 5g
소금 조금

이렇게 만들어요

1 사과, 오이, 셀러리는 적당한 크기로 자른다.

2 믹서에 모든 재료를 넣고 곱게 간 다음 냉장고에 넣어 차갑게 해 마신다.

달고나 라테

인스턴트 커피와 저열량 감미료로 당뇨 환자도 즐길 수 있는 달콤한 라테를 만들어보세요. 믹스커피와 맛은 같지만 탄수화물 함량이 낮아 당뇨 환자도 부담 없이 즐길 수 있습니다.

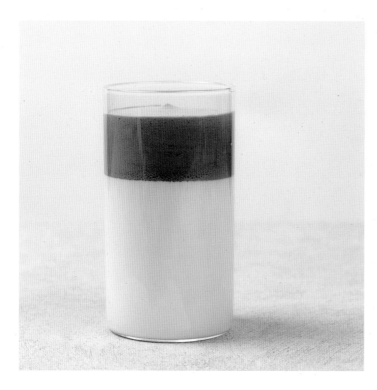

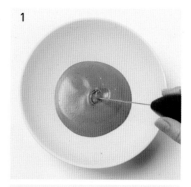

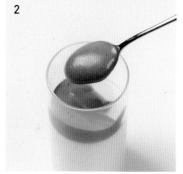

재료

인스턴트커피 1큰술
나트비아 1큰술
뜨거운 물 1큰술
우유 150mL

이렇게 만들어요

1 볼에 커피, 나트비아, 물을 같은 분량으로 넣고 거품기를 이용해 달고나처럼 변할 때까지 젓는다.

2 우유 위에 달고나를 조심스럽게 올린다. 우유 온도는 기호에 따라 조절한다. 먹기 직전 잘 섞어 마신다.

··· 우유거품기나 핸드믹서를 이용하면 쉽게 휘핑할 수 있어요.

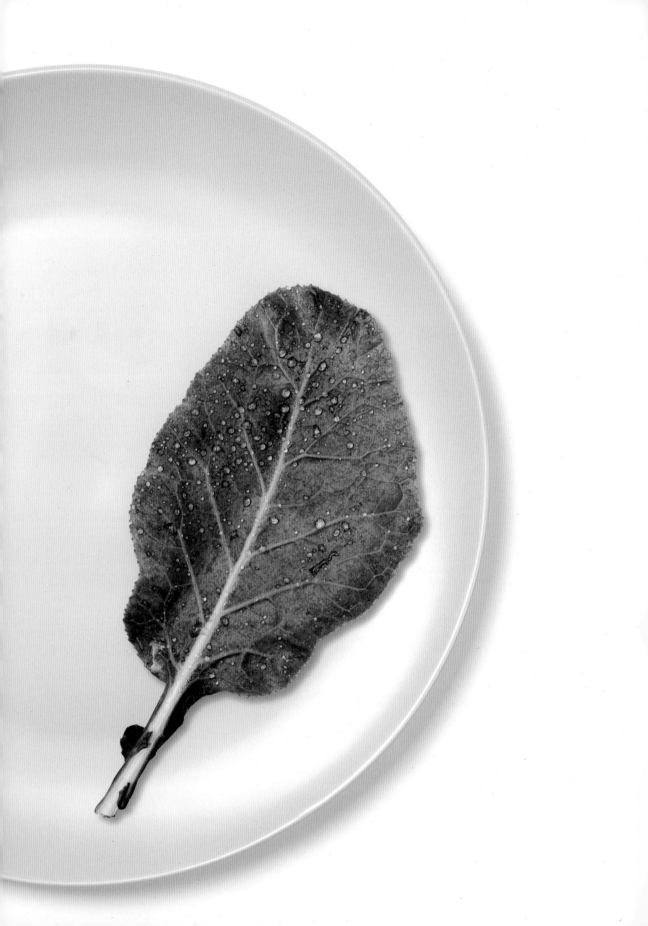

CHAPTER 5
밖에서도 든든한 맞춤 도시락

직장인이라면 매일 점심 메뉴 걱정을 안 할 수 없습니다. 매일 사 먹기에는 혈당이 걱정 되고, 그렇다고 샐러드만 먹을 수도 없지요. 이 장에서 도시락으로 활용하기 좋은 메뉴들을 소개합니다. 만들기 쉽고 맛도 좋아 점심 걱정을 덜어줄 거예요.

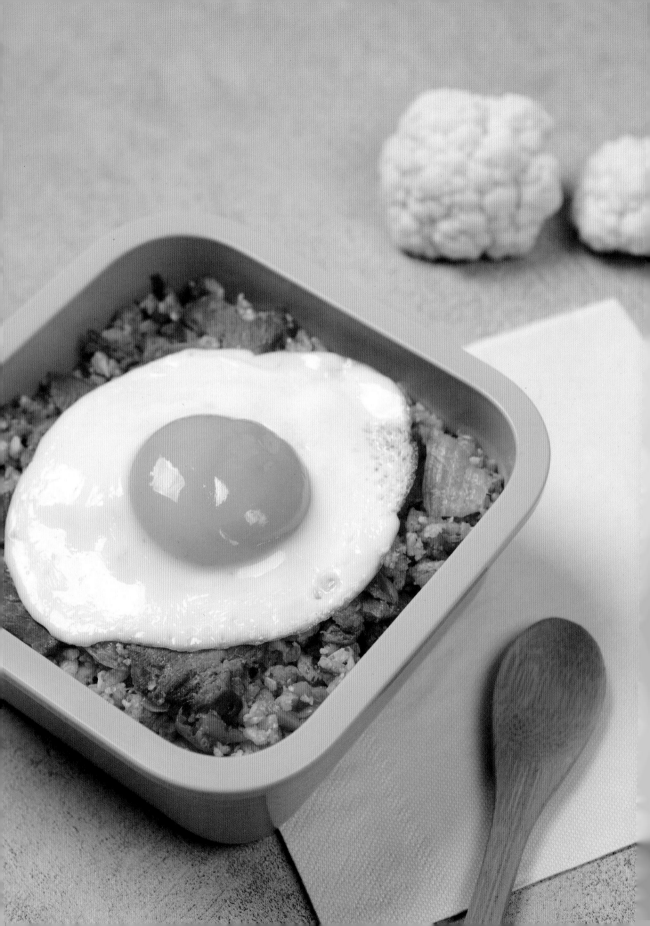

콜리플라워 김치볶음밥 ────────

칼로리
450kcal

탄수화물
62g(25%)

김치볶음밥에 콜리플라워를 굵게 다져 넣어 탄수화물 섭취는 줄이고 고슬고슬한 식감을 더했어요. 시판 콜리플라워 라이스를 사용하면 더 간편하게 만들 수 있습니다.

재료

현미 잡곡밥 2/3공기
콜리플라워 100g
신 김치 100g
쇠고기(불고기용) 40g
대파 10g
달걀 1개

간장볶음 양념 1작은술*

올리브오일 조금
식용유 조금

이렇게 만들어요

1 쇠고기는 한입 크기로 썰어 간장볶음 양념으로 밑간한다.

2 콜리플라워는 믹서에 넣어 굵게 간 뒤 마른 팬에서 약한 불로 볶아 수분을 날린다.

3 신 김치는 먹기 좋게 썰고, 대파는 잘게 다진다.

4 달군 팬에 올리브오일을 두르고 쇠고기, 신 김치, 대파를 볶다가 콜리플라워와 현미 잡곡밥을 넣어 볶는다.

5 완성된 김치볶음밥을 그릇에 담고 달걀프라이를 올린다.

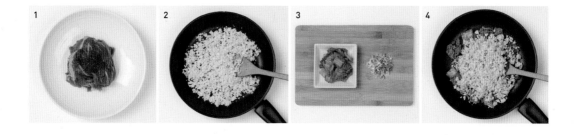

*간장볶음 양념(p.70 참조) : 간장 · 양파 · 배 · 올리고당 · 맛술 1g씩

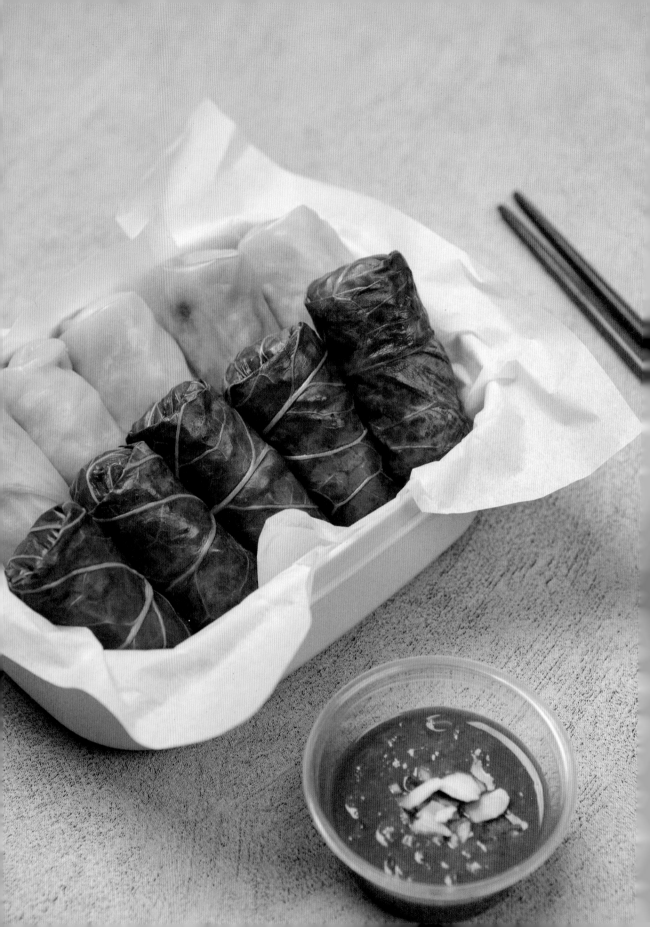

케일 양배추쌈밥

케일과 양배추를 부드럽게 쪄서 렌틸콩밥을 넣고 한입에 먹기 좋은 쌈밥을 만들어 보세요. 렌틸콩에는 단백질과 식이섬유가, 케일에는 베타카로틴이 풍부해 혈당관리에 도움을 줍니다.

칼로리
316kcal
탄수화물
60.8g(25%)

재료

케일 5장
양배추 5장
렌틸콩밥 1인분
된장무침 양념 1½큰술*
다진 견과류 1/2큰술

이렇게 만들어요

1 양배추는 한 장씩 뜯어 케일과 함께 찜통에서 부드럽게 찐다.

2 된장무침 양념에 다진 견과류를 넣어 고루 섞는다.

3 찐 양배추와 케일을 한 장씩 펼쳐놓고 렌틸콩밥을 1큰술 올린 뒤 한입 크기로 돌돌 만다.

4 쌈밥 위에 ②의 된장무침 양념을 조금씩 떠 올린다.

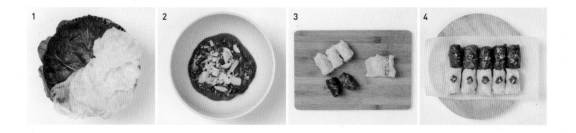

* 된장무침 양념(p.72 참조) : 된장 6g, 물 8g, 고추장 · 다진 표고버섯 · 다진 마늘 · 다진 대파 2g씩, 다진 양파 1g

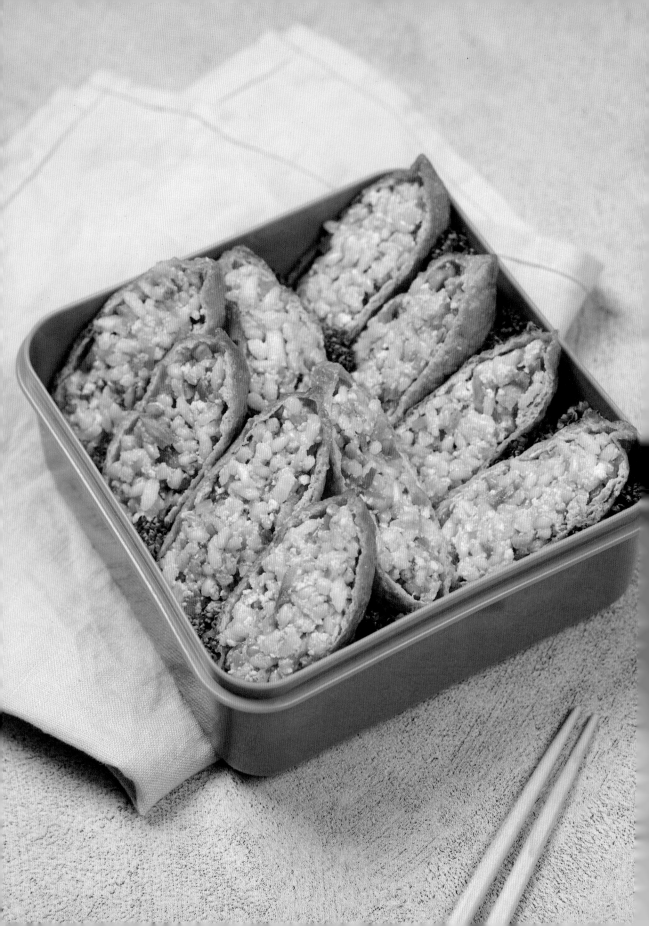

두부유부초밥

냉동 유부로 건강하고 맛있는 두부유부초밥을 만들어보세요. 유부를 살짝 데치고
두부를 으깨 넣어 담백한 맛과 포만감은 높이고 칼로리는 낮췄습니다.

칼로리
488kcal

탄수화물
49g(20%)

재료

냉동 유부 5장(30g)
두부 80g
우엉 20g
당근 20g

간장조림 양념 1/2큰술*

참기름 조금
통깨 조금

잡곡밥 1/2공기(100g)

유부 양념
간장 1/2큰술
맛술 1/2큰술
나트비아 1큰술
식초 1/3큰술
물 150mL

이렇게 만들어요

1 냉동 유부는 끓는 물에 데쳐서 물기를 꼭 짠다.

2 우엉과 당근은 잘게 다진다. 두부는 으깨 마른 팬에 볶아 물기를 날린다.

3 데친 유부를 유부 양념으로 간해 자작하게 조린다.

4 팬에 우엉과 당근을 넣고 간장조림 양념으로 간을 해 조린다.

5 잡곡밥에 으깬 두부, 조린 우엉과 당근을 넣고 참기름과 통깨를 넣어 섞는다.

6 조린 유부에 ⑤의 밥을 적당히 넣어 채운다.

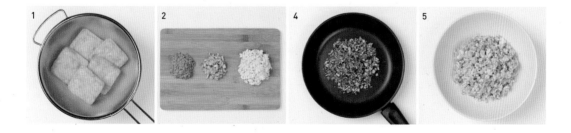

간장조림 양념(p.70 참조) : 간장 4g, 올리고당 3g, 다진 마늘 조금

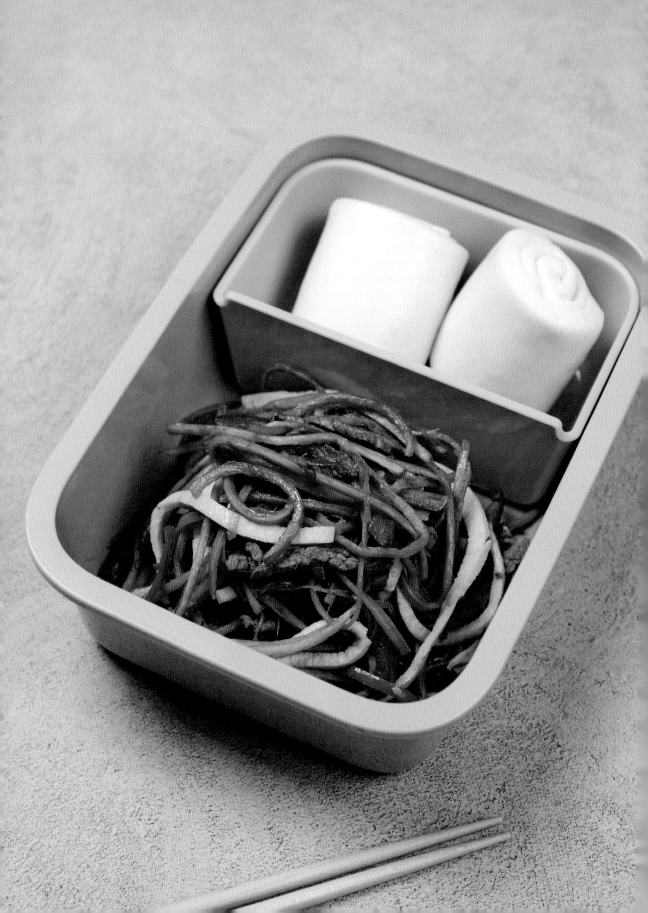

우엉 파프리카잡채

당질이 많은 당면 대신 우엉과 파프리카를 가늘게 채 썰어 볶아 채소잡채를 만들어보세요. 부드럽게 찐 꽃빵을 곁들여 아작아작 씹히는 맛이 좋은 별미 도시락으로 준비해도 좋아요.

칼로리
342kcal

탄수화물
29g(12%)

재료

돼지고기(잡채용) 40g
우엉 100g
당근 50g
초록 파프리카 15g
빨강 파프리카 15g
달걀 1개
식용유 조금
간장조림 양념 2½큰술*

꽃빵 2개

이렇게 만들어요

1 돼지고기를 채 썰어 간장조림 양념을 1/2큰술을 넣어 잰다.

2 우엉과 당근, 파프리카는 가늘게 채 썬다.

3 달걀을 곱게 풀어서 지단을 부친 뒤 채 썬다.

4 김 오른 찜통에 꽃빵을 넣어 부드럽게 찐다.

5 달군 팬에 식용유를 두르고 돼지고기를 볶다가 우엉을 넣고 나머지 간장조림 양념으로 간해 볶는다.

6 돼지고기가 반 정도 익으면 당근과 파프리카, 달걀지단을 넣고 좀 더 볶는다.

7 접시에 잡채를 담고 꽃빵을 곁들여 낸다.

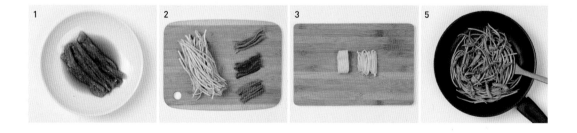

*간장조림 양념(p.70 참조) : 간장 13g, 올리고당 9g, 다진 마늘 1g

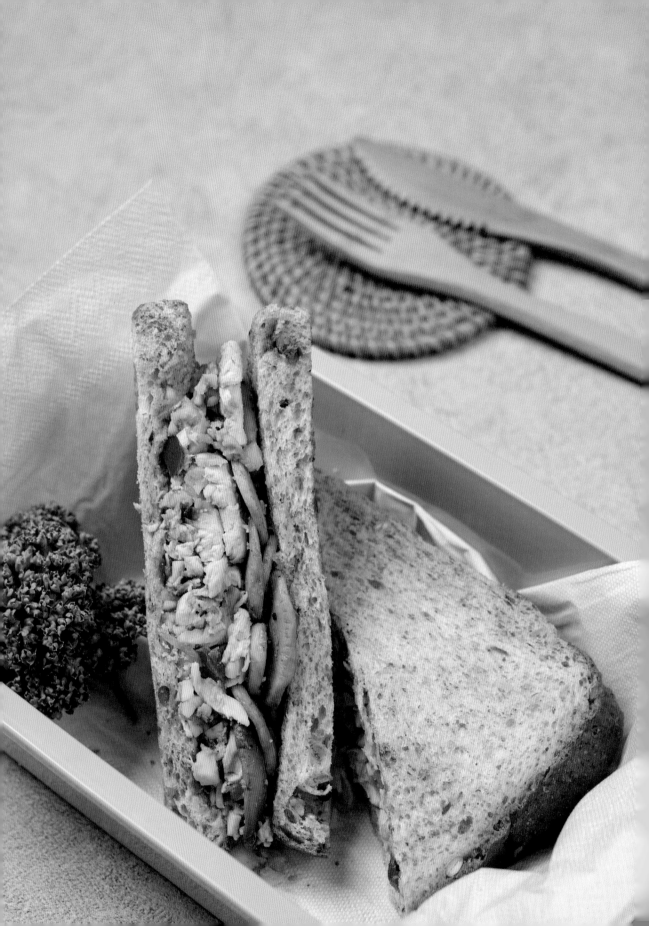

치킨 샌드위치

구운 닭가슴살과 버섯을 올려 든든한 샌드위치를 만들어보세요. 비타민이 풍부한
아보카도와 토마토 스프레드를 발라 식사 대용으로 완벽해요.

칼로리
296kcal

탄수화물
16g(7%)

재료

통밀 식빵 2쪽
닭가슴살 80g
양송이버섯 6개
소금 조금
후춧가루 조금

스프레드
아보카도 65g
토마토 85g
양파 40g
레몬즙 1/2작은술

이렇게 만들어요

1 닭가슴살은 끓는 물에 삶은 뒤 건져내 결대로 찢는다.

2 양파와 토마토는 잘게 다지고 양송이버섯은 얇게 저민다.

3 아보카도는 포크로 으깬 뒤 다진 토마토와 양파, 레몬즙을 넣고 고루 섞는다.

4 마른 팬에 통밀 식빵을 올려 노릇하게 굽고 접시에 옮긴다.

5 달군 팬에 닭가슴살과 양송이버섯을 굽다가 소금과 후춧가루로 간한다.

6 통밀 식빵에 ③의 스프레드를 고르게 펴 바르고 구운 닭가슴살과 버섯을
  올린 뒤 다른 식빵으로 덮는다.

⋯ 아보카도는 단단하고 싱싱한 것을 구입해 실온에 두었다가 점점 갈색으로 변하고 말랑해지면 사용
하세요.

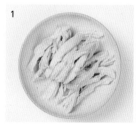
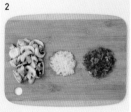
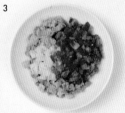
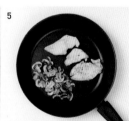

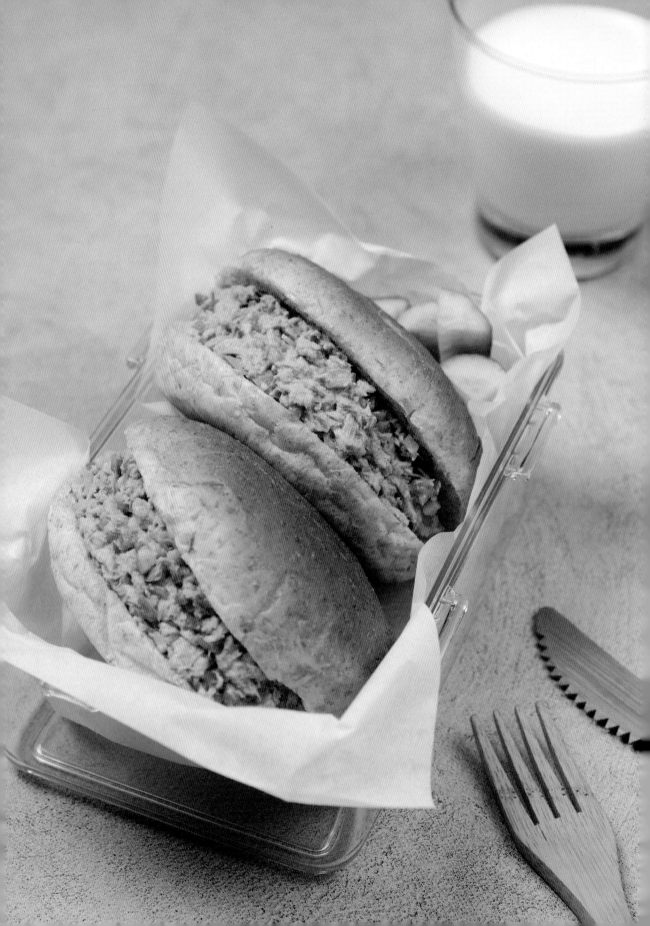

두부마요 참치샌드위치

두부와 올리브오일로 갈아만든 두부마요네즈로 든든하고 건강한 참치 샌드위치를 만들어보세요. 일반 마요네즈를 사용했을 때보다 나트륨과 당 섭취를 크게 줄일 수 있고 맛도 고소해요.

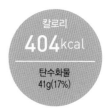

칼로리
404kcal

탄수화물
41g(17%)

재료

통밀 모닝빵 2장
참치 통조림 100g
오이 50g
당근 50g
소금 조금
후춧가루 조금

두부마요네즈 소스
두부 150g
올리브오일 1큰술
통깨 1큰술
레몬즙 1작은술
올리고당 1작은술

이렇게 만들어요

1 두부는 끓는 물에 데쳐 건져내 식힌 다음 믹서에 나머지 두부마요네즈 소스 재료를 모두 넣어 곱게 간다.

2 오이와 당근은 잘게 다져 소금물에 절였다가 물기를 꼭 짠다. 참치 통조림 은 체에 밭쳐 기름을 뺀다.

3 볼에 참치, 오이, 당근, 두부마요네즈 2큰술, 소금, 후춧가루를 넣고 고루 섞는다.

4 통밀 모닝빵에 2/3 정도 칼집을 넣은 다음 ③을 소를 채운다.

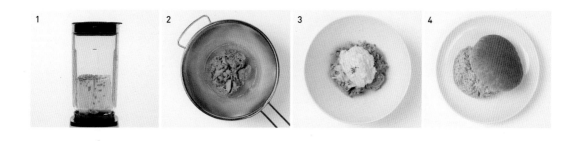

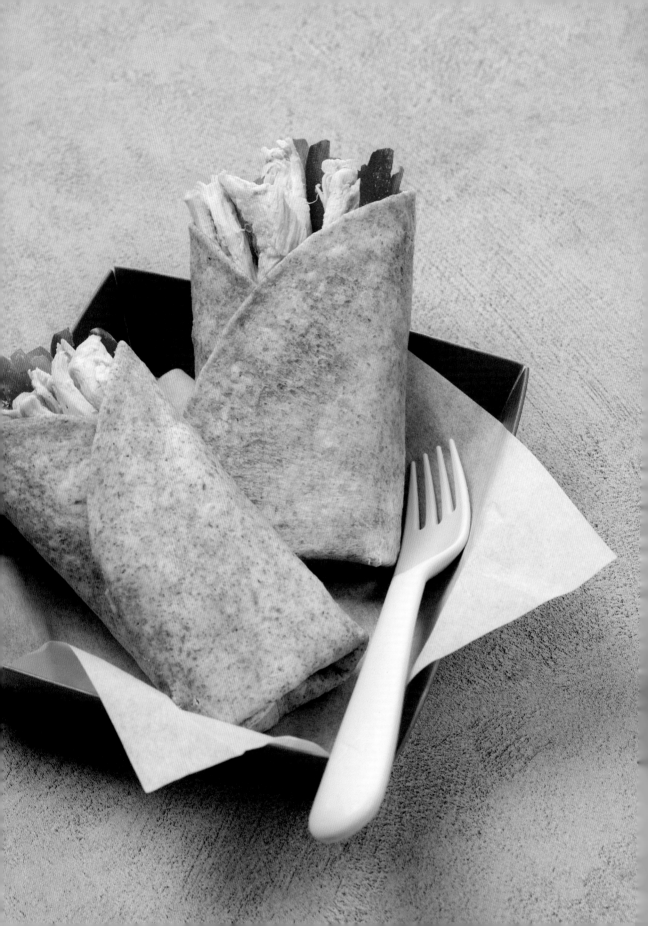

파프리카 토르티야 랩 ─────

토르티야 위에 닭가슴살과 파프리카, 고소한 아몬드버터를 올려 돌돌 말았어요.
단백질, 탄수화물, 비타민이 골고루 들어있고 만드는 법이 간단해 재료만 전날 준
비해두면 도시락이나 아침식사 대용으로 좋아요.

칼로리
472kcal
탄수화물
43g(18%)

재료

통밀 토르티야(25g) 2장
닭가슴살 80g
빨강 파프리카 25g
주황 파프리카 25g
노랑 파프리카 25g

아몬드버터
볶은 아몬드 3컵
소금 조금

이렇게 만들어요

1 닭가슴살은 끓는 물에 데친 다음 건져내 결대로 찢는다.

2 파프리카는 가늘게 채 썬다.

3 푸드프로세서나 믹서에 볶은 아몬드와 소금을 넣고 곱게 갈아 아몬드버터
를 만든다.

4 토르티야에 닭가슴살과 파프리카를 올리고 아몬드버터 1큰술을 얹어 돌돌
만다.

··· 아몬드 대신 통깨나 다른 견과류를 푸드프로세서나 믹서에 갈아 냉장보관하면 드레싱으로 활용할
　　수 있어요.

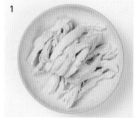 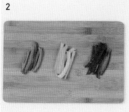 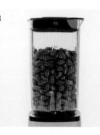 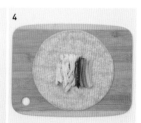

나에게 꼭 맞는
당뇨 식단 구성하기

당뇨는 평생 관리해야 하는 병입니다. 당뇨의 진행을 막고 합병증을 예방하려면 혈당 수치와 체중을 적정 수준으로 유지하는 것이 중요합니다. 그러기 위해서는 식이요법이 필수이지요.

식이요법이란 적정량의 칼로리를 섭취하며 필수영양소들이 부족하지 않게 하는 식사법입니다. 특히 당뇨 식이요법은 혈당과, 체중, 혈압, 콜레스테롤 수치를 정상으로 유지하여 합병증을 예방하고 병의 진행을 지연시키는 것을 목표로 합니다.

식이요법에 성공하려면 영양을 충분히 고려하고 개개인의 상황에 맞는 식단을 구성해야 합니다.

식단 구성의 기본, 식품교환표

• 자유롭게 바꿔 먹는 6가지 식품군

식품교환표란 다양한 영양소를 균형적으로 배치해 식단을 구성할 수 있도록 돕는 표입니다. 영양소 구성이 비슷한 것끼리 6가지 식품군(곡류군, 어육류군, 채소군, 지방군, 우유군, 과일군)으로 나누고, 같은 군 내에서는 자유롭게 바꿔 먹을 수 있습니다. 또한 서로 바꿔 먹을 수 있는 양이 표시되어 있어 여러 식재료를 다양하게 이용할 수 있습니다.

예를 들어 밥의 1단위는 1/3공기(70g)고, 식빵의 1단위는 1쪽(35g)입니다. 즉 밥 1/3공기와 식빵 1쪽은 칼로리와 영양소가 비슷해 밥 1/3공기 대신 식빵 1쪽을 먹을 수 있습니다. 다른 식품군들도 마찬가지입니다.

식품교환표를 이용하면 다양한 영양소를 빠짐없이 챙길 수 있어 당뇨병이나 신장병 등 식사 관리가 중요한 질병에서 많이 사용합니다.

• 곡류군

곡류군은 주로 탄수화물(당질)이 주성분인 식품군입니다. 밥, 빵, 국수, 떡, 옥수수, 감자, 고구마, 밤, 묵, 시리얼 등이 여기에 속합니다. 곡류군 1단위에는 열량 100kcal, 당질 23g, 단백질 2g이 들어 있습니다.

곡류군 1단위			
쌀밥 70g(1/3공기)	잡곡밥 70g(1/3공기)	백미 30g(3큰술)	마른 국수 30g
삶은 국수 90g(1/2공기)	가래떡 50g (떡국용 11~12개)	인절미 50g(3개)	식빵 35g(1쪽)
완두콩 70g(1/2컵)	미숫가루 30g(1/4컵)	밤 60g(3개)	감자 140g(중간 크기 1개)
고구마 70g (중간 크기 1/2개)	도토리묵 200g(1/2모)	시리얼 30g(3/4컵)	강냉이(옥수수) 30g (1½공기)

• 어육류군

단백질로 구성된 어육류군은 지방 함량에 따라 저지방 어육류군, 중지방 어육류군, 고지방 어육류군으로 분류됩니다.

저지방 어육류군의 1단위는 열량 50kcal, 단백질 8g, 지방 2g이며 닭고기 · 돼지고기 · 쇠고기의 살코기, 꽃게, 굴, 멸치, 가자미, 대구, 새우 등이 속합니다. 중지방 어육류군의 1단위는 열량 75kcal, 단백질 8g, 지방 5g이며 쇠고기 등심, 달걀, 두부, 고등어, 검은콩 등이 속합니다. 고지방 어육류군의 1단위는 열량 100kcal, 단백질 8g, 지방 8g이며 닭고기(껍질포함), 삼겹살, 소갈비, 참치통조림, 치즈 등이 속합니다.

당뇨 식단을 구성할 때에는 고지방 어육류군은 피하고 저지방이나 중지방 어육류군에서 선택하는 것이 좋습니다.

저지방 어육류군 1단위				
쇠고기(살코기) 40g	돼지고기 (살코기) 40g	닭가슴살 40g	가자미 50g (작은 크기 1토막)	동태 50g (작은 크기 1토막)
멸치 15g (잔멸치 1/4컵)	북어채 15g	오징어 50g (몸통 1/3등분)	새우(중하) 50g (3마리)	굴 70g(1/3컵)
중지방 어육류군 1단위				
쇠고기(등심) 40g	돼지고기(안심) 40g	고등어 50g (작은 크기 1토막)	꽁치 50g (작은 크기 1토막)	갈치 50g (작은 크기 1토막)
검은콩 20g(2큰술)	두부 80g(1/5모)	달걀 55g(1개)	햄 40g (2장)	어묵 50g (납작한 것 1장)
고지방 어육류군 1단위				
삼겹살 40g	찜갈비 40g (작은 크기 1토막)	양념갈비 40g (작은 크기 1토막)	닭다리살 40g(1개)	베이컨 40g
참치통조림 50g (1/3컵)	런천미트 40g	비엔나소시지 40g (5개)	유부 30g(5장)	치즈 30g(1½장)

• 채소군

채소군은 비타민, 미네랄, 식이섬유가 많이 함유된 식품군으로 채소와 해조류가 있습니다. 채소군의 1단위는 열량 20kcal, 당질 3g, 단백질 2g으로 다른 식품군에 비해 칼로리가 적고 지방이 거의 없어 비교적 자유롭게 섭취해도 좋습니다. 다만 단호박, 당근, 도라지, 연근, 우엉, 쑥, 풋마늘, 고춧잎 등 몇 가지 채소는 당질이 많이 들어있으니 주의해야 합니다.

채소군 1단위				
연근 40g	도라지 40g	당근 70g	단호박 40g (1/10개)	애호박 70g
시금치 70g (익힌 것은 1/3컵)	오이 70g (중간 크기 1/3개)	표고버섯 50g(3개)	느타리버섯 50g(7개)	물미역 30g

• 지방군

견과류와 참기름, 들기름, 버터 등 동·식물성 기름이 지방군에 여기에 속합니다. 지방군 1단위에 열량 45kcal, 지방 5g이 들어있습니다. 칼로리가 높으므로 견과류를 소량 섭취하거나 요리할 때 첨가하는 정도로도 충분합니다.

지방군의 1단위				
땅콩 8g(8개)	잣 8g(1큰술)	호두 8g (중간 크기 1½개)	참기름 5g(1작은술)	버터 5g(1작은술)
마요네즈 5g	올리브오일 5g	아몬드 8g	마가린 5g	참깨 8g

• 우유군

우유군에는 우유, 요구르트, 치즈 등이 속하며 단백질과 미네랄을 골고루 함유하고 있습니다. 우유군은 지방 함량에 따라 일반 우유군과 저지방 우유군으로 분류되는데 일반 우유군의 1단위는 열량 125kcal, 당질 10g, 단백질 6g, 지방 7g, 저지방 우유군의 1단위는 열량 80kcal, 당질 10g, 단백질 6g, 지방 2g입니다.

우유군의 1단위		
우유 200mL(1컵)	무가당 두유 200mL(1컵)	저지방 우유 200mL(1컵)

• 과일군

과일군은 탄수화물(당질), 비타민, 미네랄, 식이섬유를 많이 함유한 식품군입니다. 단순당인 과당이 많이 들어있어 당뇨 환자라면 섭취량에 주의해야 합니다. 과일군의 1단위는 열량 50kcal, 당질 12g입니다.

과일군 1단위			
사과 80g (중간 크기 1/3개)	배 110g (큰 크기 1/4개)	귤 120g (작은 크기 2개)	오렌지 100g (큰 크기 1/2개)
바나나 50g (중간 크기 1/2개)	딸기 150g (중간 크기 7개)	키위 80g (중간 크기 1개)	수박 150g(1쪽)
단감 50g (중간 크기 1/3개)	포도 100g(15알)	토마토 350g(2개)	오렌지주스 100g(1/2컵)

식품교환표

식품군			영양소			칼로리 (kcal)
			당질 (g)	단백질 (g)	지방 (g)	
곡류군		밥 70g (1/3공기)　감자 140g (중간 크기 1개)　식빵 35g (1쪽)　삶은국수 90g (1/2공기)　떡 50g (3개)	23	2		100
어육류군	저지방군	소, 돼지, 닭고기의 살코기 40g　흰 살 생선 50g (작은 크기 1토막)　새우 50g (중하 3마리)　멸치 15g (잔멸치 1/4컵)　조갯살 70g (1/3컵)		8	2	50
	중지방군	고등어 50g (작은 크기 1토막)　계란 55g (중간 크기 1개)　두부 80g (1/5모)　어묵 50g (1장)　햄 40g (2쪽)		8	5	75
	고지방군	갈비 40g (작은 크기 1토막)　치즈 30g (1½장)　프랑크소시지 40g (1⅓개)		8	8	100
채소군		당근 70g (1/3토막)　시금치 70g (익혀서 1/3컵)　양송이버섯 50g (3개)　오이 70g (1/3토막)　포기김치 50g (6~7조각)	3	2		20
지방군		땅콩 8g (1큰술)　잣 8g (1큰술)　마요네즈 5g (1작은술)　식용유·들기름·참기름 5g (1작은술)			5	45
우유군	일반	우유 200mL (1컵)　두유 200mL (1컵)	10	6	7	125
	저지방	우유 200mL (1컵)	10	6	2	80
과일군		사과 80g (중간 크기 1/3개)　귤 120g (작은 크기 2개)　배 110g (큰 크기 1/4개)　바나나 50g (중간 크기 1/2개)　딸기 150g (중간 크기 7개)	12			50

식사계획 세우기

STEP 1 나에게 필요한 칼로리 구하기

혈당을 효과적으로 관리하기 위해서는 나에게 맞는 하루 식사량을 알고 그에 맞춰 식사량을 조절하는 것이 좋습니다. 나에게 맞는 하루 식사량^{p.42}을 참고해서 필요한 하루 적정 섭취량을 구해보세요.

STEP 2 칼로리별 식품단위 수 확인하기

하루 적정 칼로리를 구했다면 다음 표를 참고하여 6가지 식품군의 단위수를 확인하세요. 하루 적정 섭취 칼로리가 1,800kcal라면 하루 섭취할 수 있는 단위수는 곡류군 8단위, 어육류군 5단위(저지방 2단위, 중지방 3단위), 채소군 7단위, 지방군 4단위, 우유군 2단위, 과일군 2단위입니다.

하루 적정 섭취량별 식품군 배분표

칼로리 (kcal)	곡류군	어육류군		채소군	지방군	우유군	과일군
		저지방	중지방				
1,200	5	1	3	6	3	1	1
1,300	6	1	3	6	3	1	1
1,400	7	1	3	6	3	1	1
1,500	7	2	3	7	4	1	1
1,600	8	2	3	7	4	1	1
1,700	8	2	3	7	4	1	2
1,800	8	2	3	7	4	2	2
1,900	9	2	3	7	4	2	2
2,000	10	2	3	7	4	2	2
2,100	10	2	4	7	4	2	2
2,200	11	2	4	7	4	2	2
2,300	11	3	4	8	5	2	2
2,400	12	3	4	8	5	2	2
2,500	13	3	4	8	5	2	2

STEP 3 하루 세 끼로 나누기

6가지 식품군의 단위수를 확인했다면 이 분량을 하루 세 끼와 간식으로 배분해야 합니다. 곡류군, 어육류군, 채소군은 식사로 배분하고 우유군과 과일군은 간식으로 배분하도록 합니다. 균등하게 배분하는 것이 가장 좋지만 평소 식습관과 기호에 따라 조정할 수 있습니다. 예를 들어 아침과 점심은 많이 먹지만 저녁은 가볍게 먹는 편이라면 식습관에 따라 아침과 점심에 좀 더 많은 단위를 배분합니다.

하루 적정섭취량이 1,800kcal인 사람의 식단 예시

식품군		하루 단위수	아침	간식	점심	간식	저녁	간식
곡류군		8	3		3		2	
어육류군	저지방	2	1		1			
	중지방	3			2		1	
채소군		7	2		2½		2½	
지방군		4	1		2		1	
우유군		2		1		1		
과일군		2				1		1

부록

친절한
당뇨 영양상담실

당뇨 환자 중에는 합병증을 앓고 있거나 항암 치료 중인 환자들이 적지 않습니다. 직업상 규칙적으로 식사하기 어려운 경우도 많습니다. 이런 경우 어떻게 식사를 관리해야 할까요?

당뇨관리가 어려울 것 같은 상황에서도 방법은 있습니다. 다양한 실제 사례를 통해 당뇨 환자들이 어떤 방법으로 식사를 관리하고, 건강을 지키고 있는지 소개합니다.

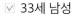

- ☑ 33세 남성
- ☑ 당뇨병 전 단계
- ☑ 신장 172cm, 체중 90kg
  → 과체중
- ☑ 활동량 거의 없음

CASE 1 과체중인 당뇨 전 단계 환자

Q 얼마 전 당뇨병 전 단계 진단을 받았습니다. 서둘러 살을 빼지 않으면 평생 당뇨약을 먹어야 된다고 합니다. 부모님도 오랫동안 당뇨로 고생하고 계셔서 당뇨약만은 먹고 싶지 않아요. 어떻게 살을 빼야 할까요? 굶어서라도 빼야 하는 걸까요?

A 모든 체중 감량의 기본은 섭취 칼로리는 줄이고 소모 칼로리는 늘리는 것입니다. 당뇨 환자가 체중을 감량할 때도 마찬가지예요. 다만 주의해야 할 점이 한 가지있습니다. 바로 '식사 거르지 않기'입니다.

식사를 거르면 다음 식사에서 혈당이 급격하게 올라가 혈당을 안정적으로 관리할 수 없습니다. 따라서 하루 식사량을 세 끼에 골고루 분배하는 것이 중요합니다. 굶어서라도 살을 빼고 싶다는 의지는 좋지만 올바른 방법이 아니에요.

환자의 키(172cm)를 고려했을 때 표준 체중은 65.1kg입니다. p.42 현재 90kg인 환자는 25kg이라는 체중을 감량해야 하기 때문에 장기간 지속할 수 있는 방법을 찾아야 합니다.

우선 식사량을 평소의 70%로 줄여보세요. 고열량·고지방의 간식, 음료 등은 먹지 말고 다이어트 기간 동안은 술자리도 피하도록 합니다.

식이요법과 함께 운동을 병행하는 것이 좋습니다. 따로 시간 내어 운동하기 힘들다면 매일 지하철역 두 정거장만큼 걸어보세요. 출근하면서 한 정거장, 퇴근하면서 한 정거장 정도 걸으면 소모 열량을 상당히 높일 수 있습니다.

마지막으로 감량 목표와 구체적인 방법을 주변 사람들에게 알리세요. "나 오늘부터 살 빼기로 했어"보다 "나 오늘부터 밥은 2/3만 먹고, 하루에 두 정거장씩 걷기로 했어"라고 알리는 것이 좋습니다. 구체적인 실천 방법까지 알리는 것이 다이어트 의지를 다지는 데 도움이 됩니다.

☑ 65세 남성
☑ 30년 전 당뇨 진단
  → 25년 이상 당뇨약 복용 중
☑ 최근 당뇨병성 신증 진단
  → 혈액투석 예정

Q 25년간 당뇨약을 복용했습니다. 당뇨약을 먹고 있으니 괜찮을 거라는 생각에 그동안 식사관리도 제대로 하지 않았습니다. 그런데 얼마 전 당뇨병성 신장병 진단을 받았습니다. 앞으로 혈액투석을 해야 하고 먹는 것도 더욱 조심해야 한다고 합니다. 고구마같이 칼륨이 많은 식품은 먹으면 안 된다고 하던데 또 조심해야 할 식품이 있다면 알려주세요.

A 신장은 우리 몸속 노폐물을 소변으로 내보내는 역할을 합니다. 당뇨로 혈액이 신장의 모세혈관까지 잘 가지 못하면 신장 기능이 떨어져 노폐물을 잘 배출하지 못하게 됩니다.

신장질환이 생겼다면 특히 잘 배출되지 않는 칼륨과 인 섭취를 줄여야 합니다. 칼륨은 과일이나 감자, 바나나, 진한 녹색을 띠는 채소에 많이 들어있습니다. 특히 과일이나 채소의 껍질과 줄기 부분이 칼륨의 함량이 높으니 껍질이 있는 식품은 껍질을 벗기고 먹는 것이 좋습니다. 인은 느타리버섯, 양송이버섯, 늙은 호박, 견과류, 참깨, 각종 콩류 등에 많이 함유되어 있습니다.

칼륨이 많은 식품	
곡류	잡곡, 감자, 고구마, 옥수수, 팝콘 등
채소류	시금치, 아욱, 근대, 쑥갓, 미나리, 단호박, 늙은 호박, 부추 등
과일류	토마토, 바나나, 참외, 키위, 멜론, 곶감 등
견과류	땅콩, 아몬드, 호두, 해바라기씨, 참깨 등

잡곡은 백미보다 식이섬유가 많지만 칼륨과 인 또한 많이 들어있어 신장 기능이 저하된 합병증 환자는 피하는 것이 좋습니다. 평소 잡곡밥을 먹고 있었다면 흰쌀밥으로 바꾸도록 합니다.

잡곡밥에서 흰쌀밥으로 바꿀 때는 식사량과 식사 속도에 주의하세요. 잡곡밥을 먹다가 매끈한 흰쌀밥으로 바꾸게 되면 오래 씹지 않아도 돼 밥 먹는 속도가 빨라질 수 있고, 식사 속도가 빨라지면 과식하게 될 가능성이 높습니다. 흰쌀밥으로 바꾸더라도 잡곡밥과 같은 양을 천천히 먹을 수 있도록 주의를 기울여야 합니다.

물론 신장질환을 앓고 있다고 칼륨이 들어있는 식품을 아예 피해야 하는 것은 아닙니다. 칼륨은 수용성이므로 물에 오래 담가두거나 끓는 물에 삶아 조리하면 칼륨 함량을 낮출 수 있습니다.

─── 식품 속 칼륨 섭취량 낮추는 방법 ───

· 칼륨 함량이 높은 식품은 물에 2시간 이상 담갔다가 헹군 뒤 조리합니다.
· 감자와 고구마 등 껍질이 있는 식품은 껍질을 벗기고 먹는 것이 좋습니다.
· 시금치, 아욱, 근대 등 잎채소는 줄기 대신 잎만 골라 드세요.

- ☑ 42세 여성
- ☑ 2년 전 당뇨 진단
- ☑ 3교대 근무로 규칙적으로 식사하기 힘듦

CASE 3 **규칙적으로 식사하기 어려운 당뇨 환자**

Q 당뇨 환자는 정해진 시간에 규칙적으로 식사하는 것이 중요하다고 하는데 저는 3교대 근무를 하고 있어서 규칙적으로 식사하는 것이 거의 불가능합니다. 어떻게 당뇨를 관리해야 할까요?

A 당뇨 환자가 매일 같은 시간에 식사를 하면 혈당을 안정적으로 관리하는 데 도움이 됩니다. 또한 혈당관리에 문제가 생겼을 때 원인을 쉽게 파악할 수 있습니다. 하지만 교대근무로 라이프 사이클이 다르다면 규칙적으로 식사하기란 거의 불가능한 일이겠지요. 이런 상황에서는 나만의 식사 루틴을 만들어 실천하면 됩니다.

오전 7시, 오후 12시, 오후 5시처럼 특정 시간을 정해 놓는 것이 아니라 잠자리에서 일어나 30분 뒤 첫 번째 식사를 하고, 그로부터 2시간 뒤 간식을 먹고, 다시 3시간 뒤 두 번째 식사를 하는 등 생활 패턴에 따라 식사 루틴을 만드는 겁니다.

예를 들어 오전 6시에 일어나는 날은 6시 반에 첫 번째 식사를 하고 그로부터 2시간 뒤인 8시 반에 간식을 먹습니다. 11시 반에는 점심을 먹게 됩니다. 오후 1시에 일어나는 날은 1시 반이 첫 번째 식사가 되고 3시 반에 간식을 먹은 뒤, 6시 반에 두 번째 식사를 하게 됩니다. 이 방법을 활용하면 나만의 식사 루틴을 만들 수 있습니다. 식사 루틴을 만들 땐 하루 세 끼와 1~2회의 간식으로 구성하는 것이 좋습니다.

식사 메뉴에 대해서도 너무 부담 갖지 않아도 됩니다. 매번 밥과 국, 반찬이 갖춰진 식사가 아니어도 괜찮습니다. 닭가슴살 샌드위치, B.L.T 샌드위치, 닭가슴살 샐러드, 참치 샐러드, 쇠고기 주먹밥 등이라면 영양소를 고르게 섭취할 수 있어 식사 대용으로 좋습니다.

CASE 4 **항암 치료 중인 당뇨 환자**

Q 현재 항암 치료를 하고 있습니다. 식사량이나 메뉴는 항암 치료 전과 동일하게 하고 있는데 혈당 수치가 너무 높아졌습니다. 혈당을 낮추기 위해 식사량을 줄여야 할까요? 방사선 치료 후에는 속이 메스꺼워 식사하기가 힘듭니다. 이럴 때는 어떻게 해야 할까요?

A 항암 치료 중에는 항구토제로 쓰이는 스테로이드를 복용하고 질병에 대한 스트레스가 높아 혈당관리가 어려울 수밖에 없습니다.

평소보다 혈당 수치가 높게 나오니 지레 겁을 먹고 식사량을 줄이는 경우가 있는데 이는 올바른 방법이 아닙니다. 식사량을 무조건 줄이면 우리 몸에서 필요한 칼로리와 영양소가 충족되지 않아 오히려 건강이 더 나빠질 수 있습니다. 항암 치료 중에도 균형 잡힌 식사를 규칙적으로 하는 것이 좋습니다.

항암 치료 중 메스꺼움 때문에 식사하기가 힘들다면 여러 번으로 나눠 조금씩 먹는 것이 좋습니다. 음식을 차갑게 식힌 채로 식사를 실내온도가 낮은 곳에서 먹는 것도 하나의 방법입니다.

비린 생선이나 향신료가 들어간 음식, 냄새 나는 메뉴는 피하는 것이 좋습니다. 그럼에도 불구하고 식사가 어렵다면 혈당조절을 위한 영양보충음료를 차갑게 해 섭취하도록 합니다.

- ☑ 38세 여성
- ☑ 임신 27주^(*단태아)
- ☑ 임신성 당뇨 진단
- ☑ 신장 165cm,
  임신 전 체중 58kg,
  현재 체중 63kg

CASE 5 임신성 당뇨 환자

Q 얼마 전 임신성 당뇨 진단을 받았습니다. 임신성 당뇨를 제대로 관리하지 않으면 아기도 위험하고 나중에 엄마도 2형 당뇨에 걸리기 쉽다고 하네요. 주치의 선생님도 고령산모이니 제대로 관리해야 한다고 하는데, 정확히 어떻게 관리해야 하는지 지침이 명확하지가 않아서 답답합니다. 제 상황에 맞는 식단은 어떻게 구성해야 할까요?

A 임신성 당뇨는 전체 임산부 중 2~5%의 산모에게서 발병하는 질병으로 최근 고령산모 비율이 늘어남에 따라 발병률이 급증하고 있습니다. 임신성 당뇨를 방치할 경우 태아와 산모의 건강을 해칠 수 있으니 식이요법을 철저하게 하는 것이 좋습니다.

먼저 하루에 섭취할 수 있는 식사량을 구해야 합니다. 산모의 키에 따라 표준 체중을 계산하고 그 표준 체중에 30kcal를 곱한 뒤 300kcal을 더하면 임신 후기에 하룻동안 섭취할 수 있는 식사량을 알 수 있습니다.p.42 30kcal는 활동량에 따른 하루 필요 열량, 300kcal는 임신 후기에 추가로 필요한 열량입니다.

> 표준 체중 = 키(m) × 키(m) × 21
>
> 하루 적정 섭취량 = (표준 체중(kg) x 30(kcal)) + 300(kcal)

예 1.65 × 1.65 × 21 = 57.2kg
(57.2(kg) × 30(kcal)) + 300(kcal) = 2,016kcal

임신 후기의 산모가 건강하게 혈당을 관리할 수 있는 하루 식사량은 약 2,000kcal입니다. 산모의 하루 적정 식사량을 고려했을 때 구성할 수 있는 식단 예시는 다음과 같습니다.p.233

하루 적정 섭취량이 2,000kcal인 사람의 식품단위수

| 열량 (kcal) | 곡류 | 어육류 | | 채소류 | 지방 | 유제품 | 과일류 |
		저지방	중지방				
2000	10	2	3	7	4	2	2

하루 적정 섭취량이 2,000kcal인 임신성 당뇨 환자의 식단 예시

오전 7시 아침식사	잡곡밥 2/3공기(140g), 쇠고기볶음(쇠고기 40g), 취나물볶음(70g), 무생채(70g), 샐러드 1접시(70g)
오전 10시 간식	시리얼 3/4컵, 우유 1잔(200mL)
오후 12시 점심식사	잡곡밥 1공기(140g), 생선구이 2토막(100g), 청경채나물(70g), 샐러드 1접시(70g)
오후 2시 간식	크래커 5개, 사과 1/3개(80g)
오후 7시 저녁식사	잡곡밥 2/3공기(140g), 찜닭(닭고기 80g), 고사리나물(70g), 치커리 생채(70g)
오후 9시 간식	고구마 1/2개(70g), 귤 2개(120g)
오후 10시 간식	우유 1잔(200mL)

임신성 당뇨를 관리할 때는 하루 적정 섭취량을 세 끼의 식사와 3~4회의 간식으로 분배해 식단을
구성하는 것이 좋습니다. 아기와 함께 먹을 식사를 준비한다는 마음으로 일주일씩 식단표를 짜
실천해보세요.

가나다순

재료별

고기 · 해물

채소 · 콩

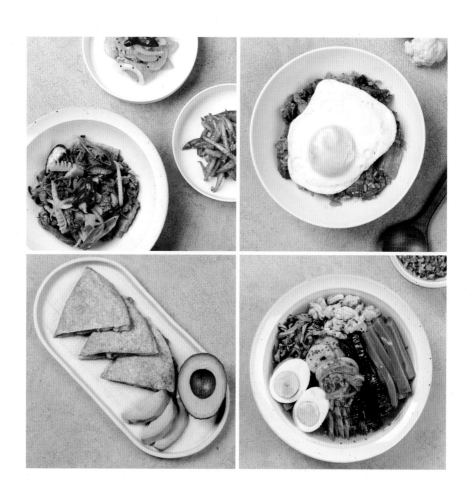

• 요리

한입에 쏙, 맛과 영양을 가득 담은 간편 도시락
김밥 주먹밥 유부초밥

맛있고 영양 많고 한입에 먹기 편한 김밥, 주먹밥, 유
부초밥. 도시락, 간식으로 준비하기에 이보다 더 좋은
게 없다! 밥 양념하기, 속재료 준비하기부터 김밥 말
기, 주먹밥 모양내기, 유부초밥 토핑하기까지 50가지
메뉴의 모든 테크닉을 꼼꼼하게 알려준다.

지선아 지음 | 144쪽 | 188×230mm | 16,800원

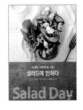

내 몸이 가벼워지는 시간
샐러드에 반하다

한 끼 샐러드, 도시락 샐러드, 저칼로리 샐러드, 곁들이
샐러드 등 쉽고 맛있는 샐러드 레시피 64가지를 소개한
다. 각 샐러드의 전체 칼로리와 드레싱 칼로리를 함께 알
려줘 다이어트에도 도움이 된다. 다양한 맛의 45가지 드
레싱 등 알찬 정보도 담았다.

장연정 지음 | 184쪽 | 210×256mm | 14,000원

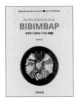

한 그릇에 영양을 담다
세계인이 사랑하는 K-푸드 비빔밥

세계인의 입맛을 사로잡은 다양한 비빔밥을 소개한다. 인
기 비빔밥부터 이색적인 퓨전 비빔밥, 다이어트 비빔밥,
지역별 특색이 드러나는 전통 비빔밥까지 33가지 다채로
운 비빔밥을 담았다. K-푸드를 사랑하는 외국 독자들을
위해 영어 번역판과 한식 용어 사전도 함께 수록했다.

전지영 지음 | 168쪽 | 150×205mm | 16,800원

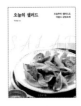

오늘부터 샐러드로 가볍고 산뜻하게
오늘의 샐러드

한 끼 식사로 손색없는 샐러드를 더욱 알차게 즐기는 방법
을 소개한다. 과일채소, 곡물, 해산물, 육류 샐러드로 구성
해 맛과 영양을 다 잡은 맛있는 샐러드를 집에서도 쉽게 먹
을 수 있다. 45가지 샐러드에 어울리는 다양한 드레싱을
소개하고, 12가지 기본 드레싱을 꼼꼼히 알려준다.

박선영 지음 | 128쪽 | 150×205mm | 10,000원

그대로 따라 하면 엄마가 해주시던 바로 그 맛
한복선의 엄마의 밥상

일상 반찬, 찌개와 국, 별미 요리, 한 그릇 요리, 김치 등
웬만한 요리 레시피는 다 들어있어 기본 요리 실력 다지
기부터 매일 밥상 차리기까지 이 책 한 권이면 충분하
다. 누구나 그대로 따라 하기만 하면 엄마가 해주시던
바로 그 맛을 낼 수 있다.

한복선 지음 | 312쪽 | 188×245mm | 16,800원

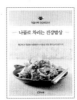

먹을수록 건강해진다!
나물로 차리는 건강밥상

생나물, 무침나물, 볶음나물 등 나물 레시피 107가지를
소개한다. 기본 나물부터 토속 나물까지 다양한 나물반
찬과 비빔밥, 김밥, 파스타 등 나물로 만드는 별미요리를
담았다. 메뉴마다 영양과 효능을 소개하고, 월별 제철
나물, 나물요리의 기본 요령도 알려준다.

리스컴 편집부 | 160쪽 | 188×245mm | 12,000원

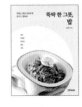

맛있는 밥을 간편하게 즐기고 싶다면
뚝딱 한 그릇, 밥

덮밥, 볶음밥, 비빔밥, 솥밥 등 별다른 반찬 없이도 맛
있게 먹을 수 있는 한 그릇 밥 76가지를 소개한다. 한
식부터 외국 음식까지 메뉴가 풍성해 혼밥과 별식, 도
시락으로 다양하게 즐길 수 있다. 레시피가 쉽고, 밥
짓기 등 기본 조리법과 알찬 정보도 가득하다.

장연정 지음 | 200쪽 | 188×245mm | 16,800원

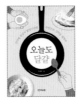

만약에 달걀이 없었더라면 무엇으로 식탁을 차릴까
오늘도 달걀

값싸고 영양 많은 완전식품 달걀을 더 맛있게 즐길 수
있는 달걀 요리 레시피북. 가벼운 한 끼부터 든든한 별
식, 밥반찬, 간식과 디저트, 음료까지 맛있는 달걀 요리
63가지를 담았다. 레시피가 간단하고 기본 조리법과 소
스 등도 알려줘 누구나 쉽게 만들 수 있다.

손성희 지음 | 136쪽 | 188×245mm | 14,000원

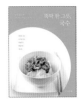

입맛 없을 때 간단하고 맛있는 한 끼
뚝딱 한 그릇, 국수

비빔국수, 국물국수, 볶음국수 등 입맛 살리는 국수
63가지를 담았다. 김치비빔국수, 칼국수 등 누구나 좋
아하는 우리 국수부터 파스타, 미고렝 등 색다른 외국
국수까지 메뉴가 다양하다. 국수 삶기, 국물 내기 등 기
본 조리법과 함께 먹으면 맛있는 밑반찬도 알려준다.

한복선 지음 | 176쪽 | 188×245mm | 16,000원

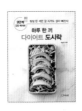

점심 한 끼만 잘 지켜도 살이 빠진다
하루 한 끼 다이어트 도시락

맛있게 먹으면서 건강하게 살을 빼는 다이어트 도시락.
영양은 가득하고 칼로리는 200~300kcal대로 맞춘 저
칼로리 도시락으로, 샐러드, 샌드위치, 별식, 기본 도시
락 등 다양한 메뉴를 담았다. 다이어트 도시락을 쉽고
맛있게 싸는 알찬 정보도 가득하다.

최승주 지음 | 176쪽 | 188×245mm | 15,000원

• 에세이

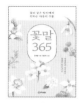

꽃과 같은 당신에게 전하는 마음의 선물

꽃말 365

365일의 탄생화와 꽃말을 소개하고, 따뜻한 일상 이야기를 통해 인생을 '잘' 살아가는 방법을 알려주는 책. 두 딸의 엄마인 저자는 꽃말과 함께 평범한 일상 속에서 소중함을 찾고 삶을 아름답게 가꿔가는 지혜를 전해준다. 마음에 닿는 하루 한 줄 명언도 담았다.

조서윤 지음 | 정은희 그림 | 392쪽 | 130×200mm | 16,000원

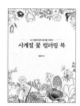

뇌 건강에 좋은 꽃그림 그리기

사계절 꽃 컬러링북

꽃그림을 색칠하며 뇌 건강을 지키는 컬러링북. 컬러링은 인지 능력을 높이기 때문에 시니어들의 뇌 건강을 지키는 취미로 안성맞춤이다. 이 책은 색연필을 사용해 누구나 쉽고 재미있게 색칠할 수 있다. 꽃그림을 직접 그려 선물할 수 있는 포스트 카드도 담았다.

정은희 지음 | 96쪽 | 210×265mm | 13,000원

여행에 색을 입히다

꼭 가보고 싶은 유럽 컬러링북

아름다운 유럽의 풍경 28개를 색칠하는 컬러링북. 초보자도 다루기 쉬운 색연필을 사용해 누구나 멋진 작품을 완성할 수 있다. 꿈꿔왔던 여행을 상상하고 행복했던 추억을 떠올리며 색칠하다 보면 편안하고 따뜻한 힐링의 시간을 보낼 수 있다.

정은희 지음 | 72쪽 | 210×265mm | 13,000원

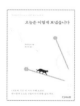

소소하지만 의미 있게, 외롭지 않고 담담하게

오늘은 이렇게 보냈습니다

〈카모메 식당〉의 저자 무레 요코가 들려주는 '컬러풀한 일상을 만들어가기 위한 삶의 힌트'. 평소 '물건 줄이기', '불필요한 것 하지 않기'를 실천하는 그녀가 먹고 읽고 보고 느낀 것들을 공개한다. 익숙한 일상 속에서도 기쁨은 얼마든지 발견할 수 있다는 깨달음을 주는 책.

무레 요코 지음 | 손민수 옮김 | 130×200 | 16,800원

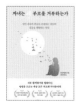

성인 자녀가 부모와 단절하는 원인과
갈등을 회복하는 방법

자녀는 왜 부모를 거부하는가

최근 부모 자식 간 관계 단절 현상이 늘고 있다. 심리학자인 저자가 자신의 경험과 상담 사례를 바탕으로 그 원인을 찾고 해답을 제시한다. 성인이 되어 부모와 인연을 끊는 자녀들의 심리와, 그로 인해 고통받는 부모에 대한 위로, 부모와 자녀 간의 화해 방법이 담겨있다.

조슈아 콜먼 지음 | 328쪽 | 152×223mm | 16,000원

• 건강

최신 해부학에 근거해 바른 자세를 만들어주는 간단한 체조법과 스트레칭 방법을 소개한다. 누구나 쉽게 따라 할 수 있고 꾸준히 실천할 수 있는 1분 프로그램으로 구성되었다. 의사가 직접 개발해 수많은 환자들을 완치시킨 비법 운동으로, 1주일 만에 개선 효과를 확인할 수 있다.

타카히라 나오노부 지음 | 박예수 감수 | 168쪽 | 152×223mm | 16,800원

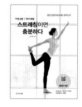

아침 5분, 저녁 10분

스트레칭이면 충분하다

몸은 튼튼하게 몸매는 탄력 있게 가꿀 수 있는 스트레칭 동작을 담은 책. 아침 5분, 저녁 10분이라도 꾸준히 스트레칭하면 하루하루가 몰라보게 달라질 것이다. 아침 저녁 동작은 5분을 기본으로 구성하고 좀 더 체계적인 스트레칭 동작을 위해 10분, 20분 과정도 소개했다.

박서희 감수 | 152쪽 | 188×245mm | 13,000원

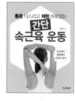

통증 다스리고 체형 바로잡는

간단 속근육 운동

통증의 원인은 속근육에 있다. 한의사이자 헬스 트레이너가 통증을 근본부터 해결하는 속근육 운동법을 알려준다. 마사지로 풀고, 스트레칭으로 늘이고, 운동으로 힘을 키우는 3단계 운동법으로, 통증 완화는 물론 나이 들어서도 아프지 않고 지낼 수 있는 건강관리법이다.

이용현 지음 | 156쪽 | 182×235mm | 12,000원

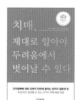

치매, 제대로 알아야 두려움에서 벗어날 수 있다

사람들은 치매에 대해 막연한 두려움을 가지고 있다. 치매 공포증은 치매에 대한 어설픈 지식이나 오해에서 비롯된다. 30년 이상 치매 환자의 임상 치료를 해온 전문가가 치매에 대해 궁금증을 Q&A 형식으로 알려줘 인지장애에 대한 오해를 단번에 풀어준다.

와다 히데키 지음 | 240쪽 | 153×224mm | 15,000원

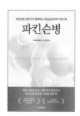

파킨슨병 전문가가 알려주는 파킨슨병 완벽 가이드북

파킨슨병

파킨슨병 환자와 가족을 위한 지침서. 파킨슨병을 앓는 환자들도 삶을 즐길 수 있도록 치료법과 생활습관법 등을 담았다. 다양한 증상을 알기 쉽게 정리했고, 운동요법, 생활습관, 가족들이 알아야 할 유용한 팁 등 파킨슨병 환자들에게 도움이 되는 정보들이 가득하다.

사쿠나 마나부 감수 | 조기호 옮김 | 160쪽 | 152×225mm | 16,800원

영양학 박사들이
영양소 하나하나 설계하는
맛있는 데이터식단

홈페이지 www.marketonoff.com

유익한 정보와 다양한 이벤트가 있는
리스컴 블로그로 놀러 오세요!

홈페이지 www.leescom.com
리스컴 블로그 blog.naver.com/leescomm
인스타그램 instagram.com/leescom

영양학 전문가의 맞춤 당뇨식

최고의
당뇨 밥상

지은이 | 어메이징푸드
(박현진, 이현호, 송연주, 장미, 박정은, 박미진)

사진 | Gino Jeong(숨 스튜디오)

초판 1쇄 | 2020년 11월 2일
초판 20쇄 | 2024년 12월 20일

인쇄 | 금강인쇄

펴낸이 | 이진희
펴낸 곳 | (주)리스컴

주소 | 서울시 강남구 테헤란로87길 22, 7151호(삼성동, 한국도심공항)
전화번호 | 대표번호 02-540-5192
　　　　　　편집부 02-544-5194
FAX | 0504-479-4222

등록번호 | 제 2-3348

ISBN 979-11-5616-194-3 13510
책값은 뒤표지에 있습니다.